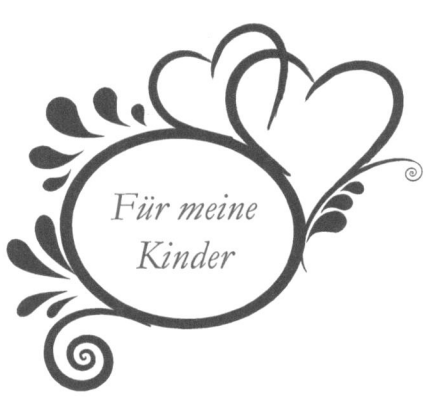

Für meine Kinder

Bibliografische Information der Deutschen Nationalbibliothek:
Die Deutsche Nationalbibliothek verzeichnet diese Publikation in der Deutschen
Nationalbibliografie; detaillierte bibliografische Daten sind im Internet über
http://dnb.d-nb.de abrufbar.

1. Auflage	Juni 2015
© 2015	edition riedenburg
Verlagsanschrift	Anton-Hochmuth-Straße 8, 5020 Salzburg, Österreich
Internet	www.editionriedenburg.at
E-Mail	verlag@editionriedenburg.at
Lektorat	Dr. Heike Wolter, Regensburg
	Anna Rockel-Loenhoff, Unna
Bildnachweis	Schwangere auf Cover © D.aniel – Fotolia.com,
	Goldener Bilderrahmen © suzannmeer – Fotolia.com
	Ornamente © lienchen020_2 – Fotolia.com
Satz und Layout	edition riedenburg
Herstellung	Books on Demand GmbH, Norderstedt

ISBN 978-3-902943-97-2

Amina Romano

Tränenreich

zurück zur guten Hoffnung

Eine Sternenkindmama
sucht das Glück

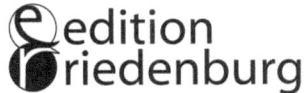

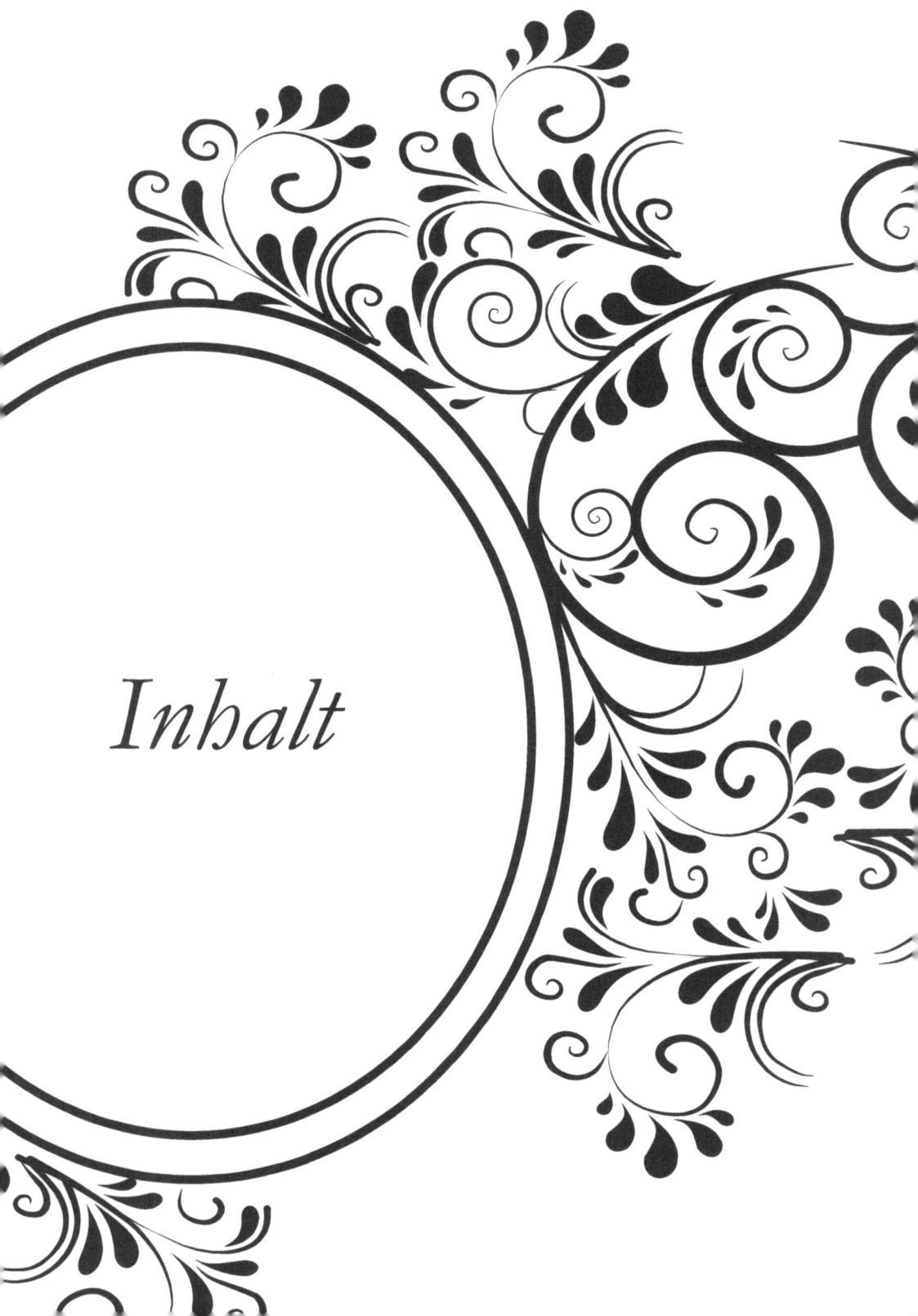

Inhalt

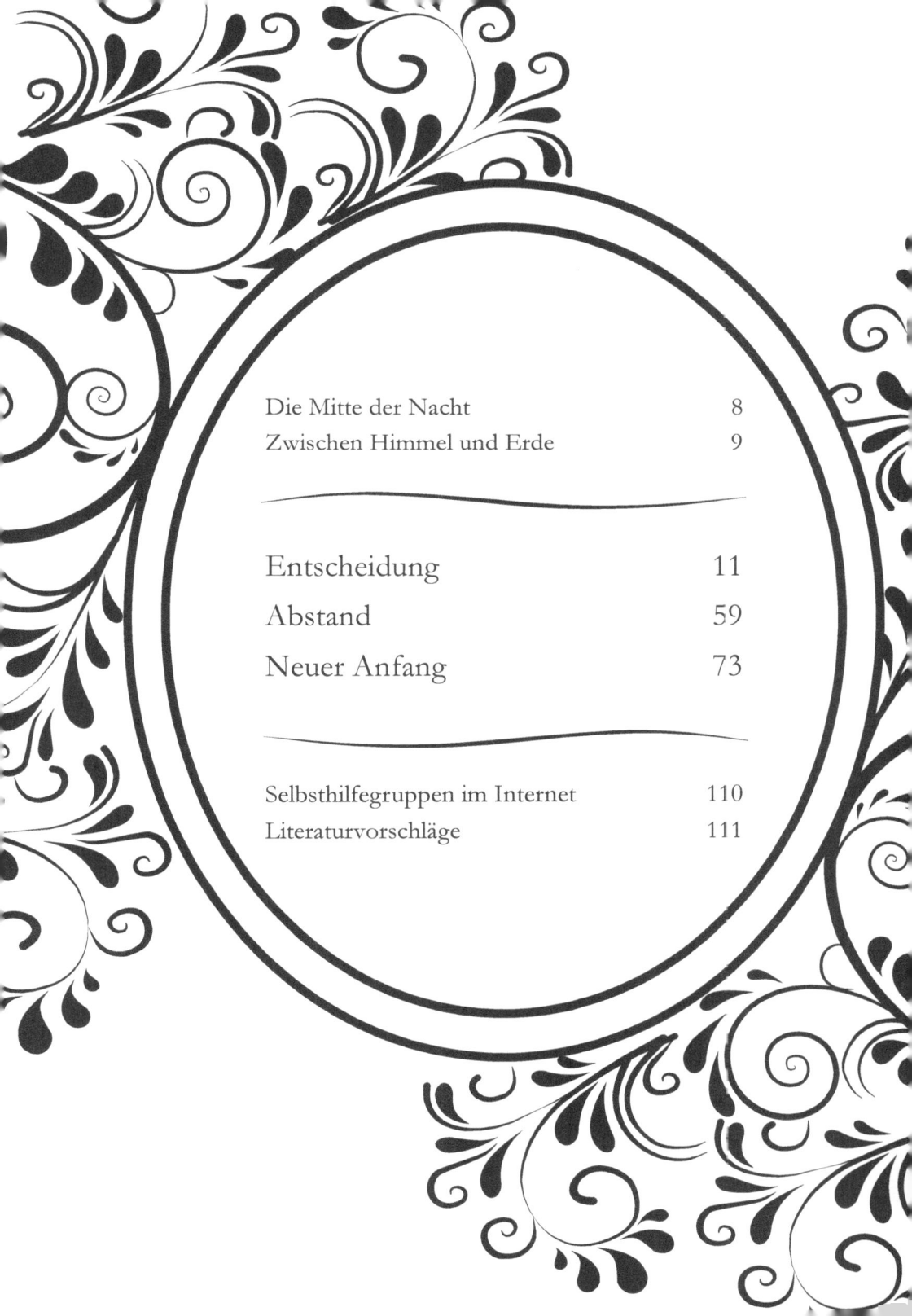

„Zwei Augen hat die Seel:
Eins schauet in die Zeit,
das andre richtet sich hin
in die Ewigkeit.“

Angelus Silesius (1624 – 1677)

Die Mitte der Nacht

„Die Mitte der Nacht ist schon der Anfang eines neuen Tages", so habe ich in meinem Buch „Mein Sternenkind" den früheren Papst Johannes Paul II. zitiert.

Von der symbolischen Mitte der Nacht, dem Anfang und Verlauf des neuen Tages erzählt Amina Romano in ihrem Debütroman. Sie spricht in der Figur der Lilli Lindenhoff, davon bin ich überzeugt, vielen früh verwaisten Eltern aus der Seele.

Mittlerweile gibt es viele persönliche Berichte von Eltern, die die Erfahrung machen mussten, dass ihr Baby vor, während oder kurz nach der Geburt starb. Jede dieser Erzählungen ist einzigartig, jede hilft betroffenen Eltern.

Woran Amina Romano den Leser ihres Romans teilhaben lässt, geht darüber hinaus. Sie umreißt nicht nur die Zeit des Verlusts und den Versuch, mit diesem weiter zu leben, sondern spricht auch über den Versuch, sich in einer weiteren Schwangerschaft von Ängsten nicht beherrschen zu lassen.

Das alles geschieht in unmittelbaren, warmen und sehr persönlichen Worten. Und doch schildert Amina Romano eben nicht nur, sondern reflektiert über das, was Lillis Geschicke mit denen anderer verwaister Eltern verbindet. So nimmt sie wichtige Fragen in den Blick: zum Verhalten von Ärzten und Ärztinnen bei medizinisch indiziertem Schwangerschaftsabbruch und in der Folgeschwangerschaft, zur (Personen-)Würde totgeborener Kinder, zu den unterschiedlichen Trauerwegen von Müttern und Vätern.

Ganz am Ende kehrt Romano zu ihrem eigentlichen Anliegen zurück, denn mit ihrer Hauptfigur fragt sie für alle Betroffenen: „Warum sollte ich vergessen?"

Die Initiativen besonders des letzten Jahrzehnts beantworten diese Frage mit einem klaren Veto. Das Kind nicht zu vergessen (und es trotz des Schmerzes sichtbar zu machen) zeigt den angemessenen Umgang einer Gesellschaft mit verwaisten Eltern.

Heike Wolter

Zwischen Himmel und Erde

Es gibt manches zwischen Himmel und Erde, das mit dem Verstand nicht logisch erklärbar ist. Der eine lacht, der andere ist traurig und bestürzt. Der eine freut sich über sein Glück, während ein anderer an einem Schicksalsschlag zu verzweifeln droht.

So wie die Mutter, die Eltern, die ihr Kind verloren haben. Der Tod ist etwas, das wir nicht mit dem Verstand begreifen können, er ist so endgültig und erschütternd, dass man sich voller hilfloser Wut dagegen wehren möchte.

Doch angesichts des Todes bin ICH zurückgeworfen auf mich selbst, auf die Hoffnung, dass ein jedes Lebewesen – sei es jung, sei es uralt, sei es ungeboren, sei es des Lebens überdrüssig – letztlich geborgen ist. Es ist die Hoffnung, dass es einen für mich „unbegreiflichen Plan" gibt hinter all den Wegen und Wirrungen des Lebens – die wir oft nicht nachvollziehen können.

Zurückgeworfen auf mich selbst, meine Gefühle der Trauer, der Wut und Verzweiflung, bleibt mir nur der lange Weg, diese Gefühle in mir anzunehmen. Jeder Mensch verarbeitet einen solchen Schicksalsschlag auf seine eigene ganz persönliche Weise. Manche erfahren dabei Hilfe und Trost von anderen Menschen.

So hoffe ich, dass die bewegende Erzählung von Amina Romano vielen Menschen dies zu sein vermag: Hilfe und Trost zugleich.

Und letztlich hoffe ich, dass ein jeder von uns tief im Herzen spürt, dass kein Leben, kein Gefühl, keine Liebe jemals verloren geht. Wir tragen unsere Liebe, unsere Dankbarkeit für das Schöne, unsere Hoffnung immer mit uns in unseren Herzen.

Die Hoffnung, dass zwischen Himmel und Erde letztlich ein jeder Mensch, ein jedes ungeborene Kind geborgen ist.

Franz Hübner

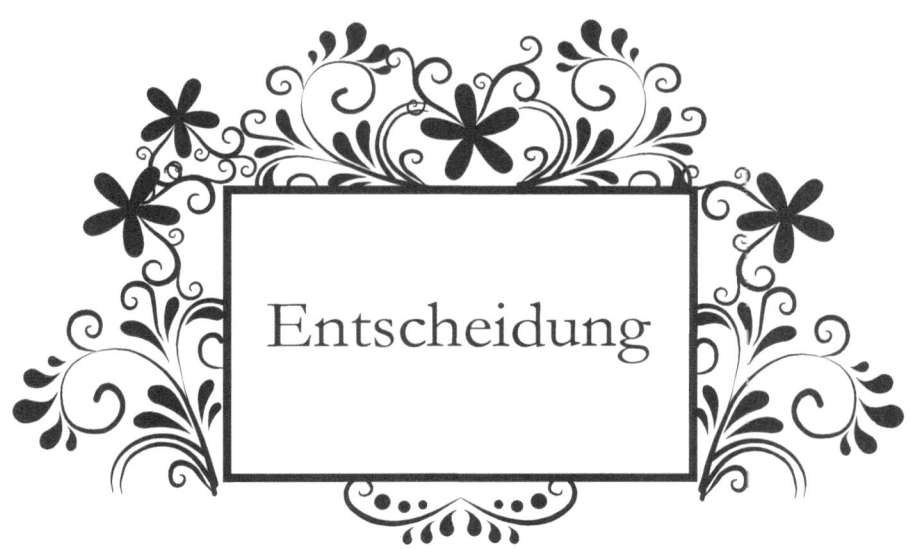

Entscheidung

Der Tag, der Lillis Leben für immer verändern würde, begann wie jeder andere zuvor. Niemals hätte sie auch nur erahnen können, dass ihr so etwas passieren könnte. Wie auch?

Langsam quälte sich Lilli aus dem Bett und schob dabei ihren dreijährigen Sohn aus ihren Armen. Tim kam noch immer jede Nacht zu ihnen. Für Lilli war es zwar schön, seinen kleinen Körper zu spüren, ihn zu riechen und seine kleinen Hände zu halten, aber ihr Schlaf war nicht so tief, wie sie es gerne gehabt hätte. Sie hatte daher den Plan gefasst, Tim in den nächsten Monaten langsam daran zu gewöhnen, die ganze Nacht in seinem eigenen Bett zu verbringen.

Lilli schaltete die Kaffeemaschine ein und begann den Tag in Ruhe mit einer Tasse Kaffee. Tim musste in die Kita, und der Termin auf der Baumesse war erst gegen Mittag. Ein interessanter Vortrag stand auf dem Programm, den sie auf keinen Fall verpassen wollte. Ökologisches Bauen, eventuell noch eine weitere Veranstaltung.

Aber zuvor stand noch ein Arzttermin an. Schnell stieg Lilli unter die Dusche und hörte von Weitem, wie Vater und Sohn wach wurden. Lilli spürte das Baby, das in ihr wuchs. Es war wach. Wie jeden Morgen nach dem Aufstehen regte es sich und machte sich bemerkbar.

Ein zweites Kind würde Lillis Wunsch erfüllen, kein Einzelkind zu haben, wie sie es gewesen war. Geschwister waren das, was sie sich immer herbeigesehnt hatte. Eine Schwester, ja, das wäre es gewesen! Auch jetzt noch als erwachsene Frau Mitte Dreißig vermisste Lilli eine solche Vertraute, die an ihrer Seite stand und sie durch das Leben begleitete.

Als Lilli schon fast erwachsen war, hatte ihre Mutter ein lang herbeigewünschtes Baby verloren. Eine dramatische Sache war das damals gewesen, eine unentdeckte Eileiterschwangerschaft, die ihre Mutter fast das Leben gekostet hätte.

Nun sollte Lilli also bald zwei Kinder haben. Zwei Kinder, die miteinander aufwachsen und sich für den Rest des Lebens begleiten würden. Lilli wurde warm ums Herz. Sie streichelte ihren Babybauch und stieg aus der Dusche.

„Wie sehr man ein noch ungeborenes Kind lieben kann. Ein kleines Wesen, das von Tag zu Tag mehr zu meinem Leben gehört", dachte sie in Vorfreude auf diesen neuen Lebensabschnitt.

Ihre Gedanken wurden von den fröhlichen Stimmen in der Küche unterbrochen. Tim war ein richtiger Strahlemann, gleich nach dem Erwachen redet er ohne Punkt und Komma. Jetzt klopfte er gegen die Badezimmertür, war schon angezogen und wartete, dass Mama und er endlich in Richtung Kita loskonnten. Dort würde es wie gewohnt ein Frühstück für ihn geben.

Wenig später saßen sie alle im Auto. Frank fuhr, denn er brauchte heute das Auto. Tim sang vor sich hin und verabschiedete sich mit einem feuchten Küsschen. Als seine Mama vor der Arztpraxis ausstieg, winkte er in Erwartung eines ereignisreichen Kindergartentags. Auch Frank verabschiedete sich mit einem Kuss und den Worten: „Heute Abend will ich aber wissen, was es wird!" Und schon waren sie auf dem Weg zur Kita und zur Arbeit.

Einen Moment blieb Lilli noch stehen und schaute ihnen nach, bis sie abgebogen waren und Lilli das Auto nicht mehr sehen konnte.

Lilli betrat die Praxis und kam wider Erwarten gleich an die Reihe. Die Ärztin hatte Lilli bereits in Tims Schwangerschaft betreut und kannte sie schon seit vielen Jahren. Hier fühlte sich Lilli in guten Händen.

Heute stand ein Ultraschall an und sogar zum ersten Mal ein CTG, um die Herztöne aufzuzeichnen. In freudiger Erwartung lag Lilli nun da und schaute gemeinsam mit der Ärztin auf den Monitor. Es war die 23. Schwangerschaftswoche, 22 + 2. Das Baby bewegte sich fleißig und ließ sich bereitwillig vermessen.

„Und, können Sie erkennen, was es wird?", fragte Lilli gespannt. Ihre Neugierde war einfach zu groß.

„Nein, leider nicht. Aber wie alt sind Sie jetzt eigentlich?", fragte die Ärztin kurz angebunden.

„Ich werde 34, warum?", fragte Lilli erstaunt zurück.

Stille erfüllte den abgedunkelten Raum. Lilli hörte nur noch ihren eigenen Herzschlag. Sie bekam keine Antwort. Die Ärztin sah voller

Konzentration auf den Monitor. Immer wieder schallte sie über Lillis Bauch.

Ein Unbehagen machte sich in Lilli breit, diese unerwartete Stille irritierte sie. Was war los?

Durch die Worte der Ärztin „Da stimmt etwas nicht!" wurde die Stille gebrochen. Lillis Herzschlag pochte immer lauter in ihren Ohren, ihre Stimme versagte und es dauerte einige Sekunden, bis sie wieder in der Lage war, einen Satz zu bilden.

„Wie meinen Sie das?", flüsterte sie.

Die Ärztin schaute Lilli nicht an. Immer wieder ließ sie den Schallkopf hin- und hergleiten, als ob sie sich Sicherheit verschaffen wollte, bis sie mit zittriger Stimme zu sprechen begann:

„Bei Ihrem Baby stimmt etwas nicht mit dem Gehirnwasser, ich kann es allerdings nicht richtig sehen. Das müsste sich ein Kollege in der Klinik anschauen. Die haben dort bessere Geräte als ich hier in der Praxis."

Wieder füllte sich der kleine fensterlose Raum mit Stille.

Die Stille nahm beide Frauen voll und ganz ein. Bis Lilli sich endlich aufrichtete, verstrichen unendlich lange Sekunden. Sie blickten sich in die Augen, nur für einen kurzen Augenblick, und Angst machte sich in Lilli breit. Die Angst beherrschte sie, ihren ganzen Körper und ihren Geist.

„Aber machen Sie sich erst mal nicht zu große Sorgen. Wir schreiben jetzt noch ein CTG und ich mache so schnell wie möglich einen Termin für Sie in der Klinik."

Die Ärztin streichelte kurz Lillis Arm, reichte ihr die Hand und verließ eilig den Raum.

Mechanisch zog Lilli sich wieder an, stieg in ihre Schuhe und richtete ihre Haare. Vom langen Liegen war ihr Zopf aufgegangen. Sie nahm ihre Jacke und Tasche und trat hinaus auf den Flur, wo schon die Sprechstundenhilfe auf sie wartete und sie in den Raum mit dem CTG-Schreiber führte. Wie in Trance setzte sie sich in den gemütlichen Sessel.

Lilli konnte nicht mehr klar denken und sie konnte den Worten der Sprechstundenhilfe nicht folgen. Wortlos ließ sie sich die CTG-Köpfe umbinden und nahm in der Ferne wahr, wie sich die Tür schloss.

Nun saß sie hier alleine mit ihrem Baby, dessen Herztöne laut und gleichmäßig zu hören waren. Alles schien in Ordnung, es war ein kräftiger Herzschlag.

Immer wieder gingen Lilli die Worte der Ärztin im Kopf herum: Gehirnwasser ... Klinik ... so schnell wie möglich ... keine Sorgen machen. Wenn mit dem Gehirn des Babys etwas nicht stimmte, dann war das das Ende, dessen war sich Lilli ganz sicher. Aber konnte das wirklich sein – oder hatte die Ärztin etwas nicht richtig erkennen können?

Lilli war den Tränen nahe. Was sollte sie jetzt machen? Nur nicht zusammenbrechen. Die Haltung bewahren. Sie musste erstmal hieraus und dann irgendwie nach Hause kommen, mit dem Bus vielleicht. Oder sollte sie Frank anrufen? Oder ein Taxi nehmen? Oder laufen? Dann könnte sie ihre Gedanken ordnen und durch die kühle Luft wieder klar denken. Der Herzschlag des Babys dröhnte ihr unerträglich laut in den Ohren.

Wenig später stand Lilli am Straßenrand. Der eisige Wind blies ihr die Haare ins Gesicht, Regen setzte ein und Tränen liefen ihr über die Wangen. Wieder und wieder hörte sie die Worte der Ärztin: Gehirnwasser ... Klinik ... so schnell wie möglich ... keine Sorgen.

Lilli hielt den Zettel mit dem Termin für die Klinik fest in ihrer Faust. So fest, dass es schon schmerzte. Die Ärztin hatte persönlich angerufen und schon für den nächsten Tag einen Termin für Lilli vereinbart. So schnell. Das konnte doch nur bedeuten, dass es dem Baby nicht gut ging und es einen schwerwiegenden Grund für die Untersuchung gab, der keinen Aufschub erlaubte.

Gleichzeitig spürte Lilli die sanften Tritte des Babys in ihrem Leib. Wie es sich bewegte, wie es sich sanft hin- und herdrehte. Es bewegte sich und war lebendig. Wie passte das denn zusammen?

Der Regen wurde stärker und vermischte sich mit Lillis Tränen. Die Lichter der Autos, die an ihr vorbeifuhren, verschwanden im Grau des Regens. Wie sollte sie das ihrem Mann sagen und dem Kleinen? Die beiden freuten sich doch so sehr auf das Baby. Und ihre Mutter, die musste sie doch auch anrufen. Lillis Gedanken drehten sich im Kreis.

Total durchnässt kam sie zu Hause an. Sie war durch den strömenden Regen gelaufen. Aber es war ihr nicht gelungen, ihre Gedanken zu ordnen und einen klaren Kopf zu bekommen.

Lilli setzte erst einmal einen Kaffee auf und wartete dann auf ihren Mann, der bald wieder nach Hause kommen sollte. Am Telefon hatte er gesagt, er käme so schnell wie möglich, sie solle sich keine großen Sorgen machen, sich erst einmal ausruhen und auf ihn warten.

Keine Sorgen machen, wie sollte das gehen? Mit der inneren Gewissheit – die sich zudem immer weiter in ihr ausbreitete –, dass da etwas gar nicht so war, wie es sein sollte. Lilli hatte noch gar nichts gerichtet für das Baby, hatte nichts gekauft, hatte sich immer zurückgehalten. Warum? Sie hatte sich keine Gedanken darum gemacht, wo das Baby schlafen sollte, wo die Wickelkommode hin sollte. Warum sollte sie so weit vorausdenken?

Sie hörte, wie die Haustür aufgeschlossen wurde und Frank zu ihr ins Wohnzimmer kam – er nahm sie in den Arm und wollte noch einmal in Ruhe hören, was die Ärztin alles gesagt hatte. Lilli fiel es schwer, sich auf die Worte zu konzentrieren und in klaren, verständlichen Sätzen zu sprechen.

Frank war sprachlos und verstand nicht wirklich, was seine Frau da zusammenhanglos berichtete. Er konnte Lilli jedoch ein wenig beruhigen, indem er ihr versprach, bei der Untersuchung im Krankenhaus mitzukommen. Er meinte, es würde sicher alles gut sein und sich um einen Fehler der Ärztin handeln.

Lillis Mann konnte und wollte nicht daran glauben, dass es dem Baby nicht gut gehe. Viel zu groß war die Freude über ein weiteres Kind. Wenn es nach ihm gegangen wäre, hätten sie schon viel früher Kinder bekommen und hätten heute mindestens drei kleine Rabauken. Da konnte es doch nicht sein, dass das Kind, das sie in Freude erwarteten, krank oder behindert sein würde.

Franks Ruhe und Zuversicht konnten Lilli tatsächlich ein wenig beschwichtigen, sodass sie den Rest des Tages überstand. Ein Telefonat mit ihrer Mutter gab ihr zusätzlich die Kraft, dem nächsten Tag positiv entgegenzugehen und auch ein wenig Erholung im Schlaf zu finden.

Gegen zwei Uhr nachts erwachte Lilli und konnte nicht gleich wieder einschlafen. Ihr kleiner Tim kam diese Nacht nicht zu ihnen ins Bett. Lilli lag nur da und wartete auf den Schlaf, der nicht mehr kommen wollte. Sie konzentrierte sich auf jede noch so kleine Bewegung des Babys in der Hoffnung, dass alles gut werden würde.

Am nächsten Tag begaben sich Lilli und Frank in die Universitätsklinik. Tim hatten sie schon am Morgen in die Kita gebracht. Beide waren mit ihren eigenen Gedanken beschäftigt. Hand in Hand stiegen sie die Treppe zur gynäkologischen Abteilung des Klinikums hinauf. Mit einem dicken Kloß im Hals betraten sie das Sekretariat und Lilli gab die Überweisung ab.

„Ah ja, ich weiß Bescheid, es dauert noch, bis Sie an der Reihe sind. Sie können gerne Platz nehmen oder noch ein wenig spazierengehen", sagte die Schwester. „Kommen Sie doch einfach in einer Dreiviertelstunde wieder!"

Der Kloß in Lillis Hals wurde immer größer. Die Ärztin hatte Lillis Fall gestern also doch als sehr eilige Angelegenheit betrachtet und dies offenbar auch in dieser Form weiter getragen.

Lilli konnte sich kaum noch auf den Beinen halten. Ihr wurde ganz schwindlig, und die Ahnung, die sie seit gestern mit sich trug, schien langsam zur Gewissheit zu werden. Das hier verhieß nichts Gutes.

Auch Frank wurde still und nachdenklich, behielt aber die Ruhe und beschloss, dass sie beide in den Klinikpark gehen sollten. Ein Spaziergang wäre besser, als im überfüllten Warteraum zwischen all den schwangeren und krank aussehenden Frauen zu sitzen.

Frische Luft wehte ihnen um den Kopf, als sie die Klinik verließen. Es hatte aufgehört zu regnen und die Sonne blitzte an diesem kühlen Apriltag zwischen den dicken Wolken hindurch. Sie fanden eine freie Bank und setzten sich dicht aneinander, um die zarten Sonnenstrahlen einzufangen.

„Hoffentlich konnte die Ärztin das gestern wirklich nicht richtig erkennen, und mit den besseren Ultraschallgeräten können sie uns hier sagen, dass alles in Ordnung ist. Das Baby bewegt sich heute so viel, es geht ihm dann doch gut, oder was meinst du?" Lilli hoffte auf Zuspruch von ihrem Mann.

„Ja, bestimmt", war alles, was Frank darauf antworten konnte.

Sie saßen noch eine Weile schweigend nebeneinander, bis sie zurück auf die Station gingen. Doch es war noch immer sehr voll, sodass sie lange warten mussten, bevor sie in das verdunkelte Untersuchungszimmer gerufen wurden.

Der Arzt stellte sich als Dr. Feldmann vor und bat Lilli, sich auf die Liege zu legen und den Bauch frei zu machen. Das gelang ihr nur mit Mühe. Lillis Finger waren eiskalt und zitterten.

Frank setzte sich auf den Stuhl neben der Liege, als Dr. Feldmann fragte:

„Warum sind Sie hier? Was hat Ihre Ärztin Ihnen gesagt?"

„Sie hat gestern beim Ultraschall gesagt, dass etwas mit dem Gehirn des Babys nicht stimme, das Gehirnwasser sei nicht so, wie es sein sollte. Es sei zu viel, wie ich es verstanden habe", antwortete Lilli und war froh, sich noch so verständlich ausdrücken zu können. Sie hatte solche Angst vor dem, was ihr bevorstehen würde, dass ihr das Schlucken schwer fiel.

Als Lilli das kühle Gel und den Schallkopf auf ihrem Bauch spürte, konnte sie kaum noch gleichmäßig atmen. Angestrengt starrte sie auf die beiden Monitore an der gegenüberliegenden Wand und sah das Herzchen ihres Kindes, das gleichmäßig schlug. Sie beruhigte sich etwas. Der Arzt sagte nichts. Stille breitete sich im Untersuchungszimmer aus und vermischte sich mit der Dunkelheit. Minutenlange Stille.

Lilli blickte zu Frank, der ihren Blick irritiert erwiderte. Dr. Feldmann griff nach dem Gel und begann erneut zu schallen. Er ließ sich viel Zeit und machte seine Arbeit sehr gründlich.

Nach einer gefühlten Ewigkeit legte er den Schallkopf zur Seite und sagte dann: „Ihre Ärztin hatte recht. Es ist zu viel Gehirnwasser, das Gehirn des Baby ist geschädigt."

Lilli schluckte. Ihr Atem stockte.

Sie hörte ein furchtbares Schluchzen, das von ihrem Mann kam. Sie schaute in sein bleiches Gesicht.

Der Arzt nahm ihre Hand und sagte: „Es ist schlimm, sehr schlimm."

Er gab ihr Zeit, das Gehörte sacken zu lassen.

„Was kann man da machen?", fragte Lilli.

„Nichts", war die Antwort des Mediziners.

Und wieder gab er den Eltern des todgeweihten Babys Zeit, das Gehörte aufzunehmen.

Franks Seufzen durchdrang die Stille, die den Raum wieder eingenommen hatte. Er vergrub seine Hände im Gesicht.

Tränen liefen Lilli über das Gesicht. Sie konnte sie nun auch nicht mehr zurückhalten. Ob Frank weinte, konnte sie nicht erkennen, aber sein Entsetzen stand ihm ins Gesicht geschrieben. Er war bleich, seine Gesichtszüge erstarrt.

Lilli musste sich aufsetzen. Es war ihr unmöglich, weiter liegen zu bleiben. Der Arzt griff nach ihrer Hand und hielt sie eine Weile, bis er wieder das Wort ergriff:

„Das Gehirn Ihres Kindes, besser gesagt das Großhirn, ist nicht mehr da, es hat sich zurückgebildet."

Lilli konnte diese Worte nicht begreifen. Das konnte doch nicht sein!

„Aber wieso, es war doch immer alles in Ordnung. Wie kann das sein? Wie schwer behindert wird es denn sein?", brachte sie gerade noch heraus.

„Wann und weshalb sich das Großhirn zurückgebildet hat, kann ich Ihnen nicht sagen. Aber es ist nun so, dass ein Mensch ohne Großhirn nicht leben kann. Ihr Kind wird nicht lebensfähig sein."

Nun griff Frank nach Lillis Hand. Sie war eiskalt.

„Eine unentdeckte Infektion, ein Gendefekt oder einfach eine Laune der Natur."

Jedes einzelne Wort des Arztes war wie ein Schlag ins Gesicht.

„Das Baby wird die gesamte Schwangerschaft wahrscheinlich nicht überleben. Und wenn doch, wird es spätestens während der Geburt oder kurz danach sterben. Es wird Schmerzen haben, sollte es die Geburt überleben. Es wird nicht selbständig atmen und nicht schreien können. Auch bewegen wird es sich außerhalb des Mutterleibs nicht können."

„Aber es bewegt sich! Ich spüre es doch! Und auch auf dem Ultraschall haben wir das gesehen!" Lilli war fassungslos.

„Das sind Reflexe", erklärte der Arzt. „Von alleine kann es das nicht."

Lilli erstarrte. Sie hörte die Worte, doch begreifen konnte sie sie nicht.

„Und da kann man gar nichts machen?", fragte Frank.

Der Mediziner antwortete nicht, er schüttelte nur den Kopf. Lilli konnte die Betroffenheit des Arztes und die Verzweiflung ihres Mannes sehen.

„Und jetzt?", fragte sie den Arzt.

„Sie können gleich dableiben und wir brechen die Schwangerschaft ab. Es gibt eigentlich eine Wartezeit, doch wir können das in der Akte so hinbekommen."

Und zu Frank gerichtet setzte er hinzu: „Wir müssen Ihre Frau ja nicht länger quälen. Wir geben Ihrer Frau wehenfördernde Mittel und das Baby wird aller Wahrscheinlichkeit nach tot geboren werden. Es wird nicht leiden müssen."

„Nein, ich muss erst nach Hause", schoss es Lilli durch den Kopf. Sie musste es ihrem Sohn erklären und wollte mit ihrer Mutter sprechen. Sie konnte doch jetzt nicht einfach hier bleiben und das Baby entfernen lassen, das war unmöglich. Das kleine Wesen war doch ihr Kind!

Lilli wollte etwas sagen, denn sie wunderte sich über die Eile des Arztes. Aber sie konnte die Worte nicht formulieren. Sie blieben ungesagt in ihrem Hals stecken.

„Fragen Sie nur alles, was Sie wollen!", sagte der Arzt.

Doch Lilli konnte nicht mehr sprechen. Sie hatte zwar noch so viele Fragen, war aber nicht fähig, sich zu konzentrieren. Sie konnte die Worte nicht mehr herausbringen und die Sätze nicht mehr zusammenfügen. Alles in ihr war durcheinander geraten. Ihre Gedanken und Gefühle waren nicht mehr an ihrem Platz. Alles in ihr hatte sich verschoben. Wie nach einer Explosion lagen die Trümmer verteilt in ihr.

Frank stand auf, setzte sich neben Lilli und hielt sie einfach nur fest. Sie umarmten sich. Wortlos. Sprachlos. Bis sie sich wieder loslassen mussten, weil sie nicht länger so sitzen bleiben konnten und Dr. Feldmann noch immer auf eine Antwort wartete.

„Wir gehen erst mal nach Hause und kommen morgen, geht das?", fragte Frank.

„Natürlich. Kommen Sie morgen um 9 Uhr. Wir bereiten Ihnen ein Bett und werden Ihnen alles so erträglich wie möglich machen. Sie bekommen so viel Schmerzmittel, wie Sie brauchen, machen Sie sich da keine Gedanken. Ich werde das auch noch mit meinen Kollegen besprechen. Es tut mir sehr leid. Aber Sie werden weitere Babys haben können. Lassen Sie sich danach etwas Zeit und versuchen Sie es dann noch einmal."

So schnell konnte Lilli gar nicht denken. Das war ihr alles zu viel und zu schnell. Sie wollte sich jetzt nur auf das Baby konzentrieren. Da gab es noch so viel zu fragen.

Langsam fand Lilli ihre Sprache wieder und begann:

„Kann ich das Baby dann auch sehen und es halten?"

Frank schaute sie fragend an.

„Wenn Sie das wollen, natürlich. Das besprechen Sie dann mit der Hebamme", sagte der Arzt.

„Und muss ich das Kind dann begraben?", schoss es aus ihr heraus.

„Wenn es mehr als 500 Gramm schwer ist, was ich nicht glaube, dann ja. Ansonsten wird es mit anderen fehlgeborenen Babys begraben."

„Und wenn es über 500 Gramm wiegt?"

„Dann werden wir es in der Akte so machen, dass es weniger wiegt."

Lillis Gedanken überschlugen sich. Sollte das heißen, es wäre besser, wenn sie es nicht selbst begraben müsste? Wenn das Kind kein eigenes Grab bekäme? So weit konnte sie noch nicht denken. Noch lebte das Kind in ihrem Bauch und bewegte sich. Wie konnte sie jetzt an eine Grabstätte denken!

„Fahren Sie nach Hause, schlafen Sie und ruhen Sie sich ein wenig aus. Verbringen Sie Zeit mit Ihrem Sohn. Kommen Sie morgen wieder. Ich werde auf Sie warten!"

Vorerst war alles Notwendige gesagt. Frank stand auf. Er musste sofort hier raus, bevor er durchdrehte.

Sie gingen mit der Gewissheit, dass sie ihr Baby bereits verloren hatten. Alle Hoffnung, mit der sie beide heute Vormittag hierhergekommen waren, war zerstört. Es gab keinen Weg zurück.

Schweigend fuhren sie zu Tim und holten ihn aus der Kita ab. Ihr Sohn war wie immer guter Laune und voller Erlebnisse, die er unbedingt loswerden musste. Doch Mama und Papa konnten ihm nicht folgen. Heute konnten sie ihm nicht wirklich zuhören. Tim bemerkte das nicht, er redete munter voller Lebensfreude weiter.

Kaum waren sie in der Wohnung angekommen, da klingelte es auch schon an der Tür und Lillis Mutter kam voller Sorge. Sie ahnte schon, dass es keine gute Neuigkeiten waren, die Lilli und Frank aus der Klinik mitgebracht hatten.

„Es sieht gar nicht gut aus", war alles, was Lilli sagen konnte.

Ihre Mutter nahm sie in den Arm und hielt sie fest. Lilli versuchte verzweifelt zu erzählen.

Frank kochte einen starken Kaffee, Tim spielte in seinem Zimmer, so dass sie nun erschrocken und sprachlos im Wohnzimmer saßen. Es gab nichts, was sie tun konnten, alles war erzählt, die Hoffnung auf ein gutes Ende zerplatzt.

Das Baby hatte keine Zukunft, es würde nicht in ihrer Mitte groß werden und kein Teil der Familie werden. Es wird nicht leben können. Es wird tot geboren werden und das war das Ende. Einfach so.

Voller Tränen und tief betroffen machte sich ihre Mutter am späten Abend auf den Weg nach Hause. Sie wollte morgen nach ihrer Arbeit gleich zu ihr in die Klinik kommen. Mehr konnte sie im Moment nicht tun.

Frank kochte das Abendessen, doch Lilli konnte kaum etwas davon anrühren.

„Du musst was essen, damit du morgen genug Kraft hast", waren die Worte ihres Mannes, als sie zu dritt am Essenstisch saßen.

Die Tränen liefen ihr lautlos über die Wangen und der kleine Junge, der noch immer nicht verstand, warum alle heute so traurig waren und weinten, sah seine Mama mit großen fragenden Augen an. Wie sollte sie einem dreijährigen Kind beibringen, was los war? In Gedanken suchte Lilli nach den richtigen Worten, um Tim alles so einfach wie möglich zu erklären.

Als sie gemeinsam den Tisch abgedeckt und die Küche aufgeräumt hatten, setzte Lilli Tim auf ihren Schoß und begann ihm zu erklären: „Dem Baby in Mamas Bauch geht es gar nicht gut, es ist sehr krank."

Der Junge schaute seine Mama erschrocken an. Lilli sprach weiter: „Mama geht morgen ins Krankenhaus und dann kommt das Baby zur Welt. Aber wir werden es nicht mit nach Hause nehmen können, weil es sterben wird."

„Kann ich dann nicht mit ihm spielen?", wollte der Kleine wissen.

Lilli konnte nur noch den Kopf schütteln, die Worte blieben ihr im Hals stecken.

„Kann ich das Baby denn dann besuchen, wenn es tot ist?"

„Ich glaube nicht, dass das gehen wird", antwortete Frank mit gebrochener Stimme.

Sie blieben noch lange schweigend am Tisch sitzen, bis es Zeit war, den Jungen ins Bett zu bringen. Das übernahm heute der Papa. Leise und gedankenverloren gingen Vater und Sohn ins Bad.

Lilli zog sich unterdessen ins Schlafzimmer zurück. Sie schaltete die Nachttischlampe an. Hier auf dem Nachttisch lagen Schwangerschaftszeitschriften und Ratgeber, die sie zu Beginn ihrer Schwangerschaft in der Arztpraxis bekommen hatte. Daran hatte sie nicht mehr gedacht. Bis gestern waren diese ihre Nachtlektüre gewesen. Voller Staunen hatte sie in einem weiteren Buch jede Schwangerschaftswoche verfolgt. Auch wenn sie bereits einmal schwanger gewesen war, war sie immer noch fasziniert über die Entwicklung des Embryos.

Voller Wut griff sie nach dem gesamten Stapel Zeitschriften und Bücher und warf sie mit unbändiger Wut gegen die Tür.

Das Anmeldeformular des „schwanger und fit"-Kurses, den sie erst einmal besucht hatte, fiel ihr direkt vor die Füße. Eigentlich wäre morgen der zweite Termin gewesen.

„Schwanger und fit" pochte es in ihren Ohren. Was für ein Hohn. Wie unpassend ihr die Wortwahl dieses Kurses auf einmal vorkam. Ihre Ohren fühlten sich heiß an, der Schweiß lief ihr eiskalt den Rücken hinunter und sie musste sich aufs Bett setzen.

Der Schreck hatte sie erfasst. Er raubte ihr die Luft zum Atmen. Lillis Lungen brannten wie Feuer. Ihre Eingeweide schrumpften zusammen zu einem Klumpen, der sie unfähig machte, sich zu bewegen. Alles begann sich zu drehen, ihre Gedanken kreisten an der Zimmerdecke und der Nebel, der sie umhüllte, trug sie für einen Moment weit hinaus über alle Realitäten hinweg. Starr saß sie da, den Blick in weite Ferne gerichtet, bis langsam wieder Leben in sie zurückfloss. Wie lange sie in diesem Zustand verbracht hatte, konnte sie später nicht mehr sagen.

Sie griff nach dem Telefon und rief die Hebamme des Kurses an. Mit all ihrer Kraft, die sie noch aufbringen konnte, sprach sie auf den Anrufbeantworter, dass sie den Kurs nicht weiter besuchen könne, da das Baby morgen tot zur Welt kommen würde. Nachdem sie aufgelegt hatte, hob sie alles wieder auf und schmiss die Zeitschriften, Babymagazine und Ratgeber in die Mülltonne. Das würde sie nun alles nicht mehr brauchen. Sie ertrug diese Fotos mit den glücklichen Müttern und den schönen Babys im Arm jetzt schon nicht mehr.

Zum Glück hatte sie noch nichts für das Baby gekauft. Warum eigentlich nicht? Hatte sie in ihrem tiefsten Inneren geahnt, dass etwa so Unfassbares geschehen würde? Wie oft hatte sie vor den Schaufenstern gestanden und sich immer gebremst nicht hineinzugehen und die süße kleine Erstlingskleidung anzuschauen und auch zu kaufen. Sie ging wieder ins Haus, rief noch ihren Vater an, der das Ganze nicht wirklich verstand, und ihre Freundin, die schockiert versprach, morgen in der Klinik vorbeizuschauen.

Es war schon spät, als Lilli und Frank im Bett lagen, sich nur festhielten und keine Worte mehr fanden. Frank umarmte den Babybauch und nahm so Abschied von seinem Kind. Irgendwann hörte sie das Schnarchen ihres Mannes und konnte selbst keine Ruhe finden. Das Baby bewegte sich so viel wie noch nie, es kam ihr vor, als würde es ihre Angst spüren.

Sie ging hinüber ins Wohnzimmer und legte sich dort aufs Sofa. Sie wollte die wenige Zeit, die ihr noch blieb mit diesem Kind, ganz alleine verbringen. Immer wieder hielt sie Zwiesprache mit dem kleinen Wesen, das nur sechs Monate zu ihrem Leben dazugehört hatte und trotzdem ein Teil ihrer selbst geworden war. Wie würde das nun morgen sein? Würde das Kind aus dem Bauch und ihrem Leben verschwinden? Einfach so, als wäre es nie da gewesen?

Lilli kam nicht zur Ruhe, konnte ihre Gedanken nicht ordnen. Irgendwann sehnte sie sich danach, die Augen zu schließen und hineinzutauchen in das dunkle Nichts, um nicht mehr denken zu müssen. Um den Bildern des Tages zu entfliehen, wegzulaufen ohne zurückzublicken und ohne ankommen zu müssen. Aber der erlösende Schlaf wollte sich nicht einstellen, ihre Augen fanden nicht die Ruhe, geschlossen zu bleiben. Sie suchten einen Punkt im Dunklen, an dem sich ihr Blick festmachen konnte. Aber die Finsternis umhüllte sie und den Raum. Eine besonders dunkle Nacht hatte begonnen. Sie fror und wickelte sich in ihre Decke ein.

Lilli lag hellwach bis zum Morgengrauen und es Zeit war aufzustehen.

Mechanisch erledigten sie die Routine des Morgens und saßen im Wagen, als Tim fragte:

„Du, Mama, wo geht denn das Baby dann hin, wenn es tot ist?"

Auf diese Frage war Lilli nicht vorbereitet. In ihrer Hilflosigkeit fiel ihr nichts anderes ein, als zu sagen:

„Das Baby kommt in den Himmel!"

Eine kurze Stille trat ein, bis der Junge weiter fragte:

„Und wie kommt es da hin?"

Was sollte sie darauf antworten, sie wusste es nicht.

„Das weiß ich auch nicht so genau!"

Wieder folgte eine kurze Pause, bis der Junge sagte:

„Ich weiß es, wie in meinem Buch von dem kleinen Samenkorn, das vom Wind in die Wolken getragen wird!"

Lilli war gerührt über diese Gedanken, die sich der Dreijährige machte.

„Ja, Tim. So wird es sein!"

Etwa eine Stunde später lag sie auf derselben Liege wie am Tag zuvor. Den Kleinen hatte ihr Mann zur Kita gebracht, er würde bis zum späten Nachmittag dort bleiben können. Eine Erzieherin hatte voller Mitgefühl angeboten, den Jungen nach der Schließzeit mit zu sich nach Hause zu nehmen. Frank müsste also bald wieder bei ihr sein. Er würde ihr beistehen, so gut er konnte.

Lilli wartete auf Dr. Feldmann, der noch einmal einen Ultraschall machen wollte. „Zur Sicherheit", wie er es ihr gesagt hatte. Man wolle sichergehen, dass die Diagnose auch heute noch so eindeutig sei. Aber auch nach dem erneuten Ultraschall ergab sich keine neue Diagnose, Irrtum ausgeschlossen.

Auch an diesem Tag war der Befund so grausam wie am Vortag. Das kleine Wesen hatte keine Überlebenschance, es würde nicht in ihrer Mitte groß werden. Niemals würden sie seine strahlenden Kinderaugen sehen, kein Lachen hören, kein Babygeschrei würde sie in der Nacht wecken. Dieses Kind würde es einfach nicht geben, es würde zwar in einigen Stunden geboren werden, aber danach würde es wohl so sein, als hätte es niemals existiert.

Sie hatte ihre Zustimmung zu einer Fruchtwasseruntersuchung gegeben. Somit könnte man eventuell einen Gendefekt oder andere

Hinweise auf die Ursache der Fehlentwicklung finden. Erst viel später würde sie erfahren, dass bei der Fruchtwasseruntersuchung keine genetische Ursache für die Fehlbildung des Gehirns nachgewiesen werden konnte. Die Antwort nach dem Warum würde sie in dem Ergebnis also nicht finden.

Lilli bekam eine lokale Betäubung. Dann durchstieß Dr. Feldmann mit einer langen Nadel vorsichtig ihre Bauchdecke, um das Fruchtwasser zu entnehmen. Immer das Baby im Blick, damit ihm nichts passierte. Der Arzt wollte es auf keinen Fall verletzen, welch Ironie.

Lilli verfolgte am Monitor, wie der Arzt vorging. Langsam erkannte sie die Nadel, die in ihrer Gebärmutter das Fruchtwasser aufsog, das ihr Baby sanft umhüllte. Das kleine Wesen wirkte verstört, es bewegte sich kaum, wirkte wie erstarrt. Es spürte wohl die beängstigende Situation, der es ausgesetzt war.

Mit versteinerter Miene verfolgte Lilli das weitere Vorgehen des Arztes, die Tränen liefen lautlos über ihr Gesicht. Sie hatte solche Angst, dass es dem Baby schlecht gehen könnte, dass es leiden musste. Was taten sie diesem Kind nur an?

Als alles vorüber war, konnte sie auf die Station gehen, wo sie in ihr Zimmer gebracht werden sollte. Aber es war noch nicht vorbereitet. Lilli musste über eine Stunde im Wartezimmer neben zwei Frauen sitzen, die ihre Chemotherapie bekamen. Wie viel Leid in einen kleinen Raum von wenigen Quadratmetern passte. Jede Einzelne von ihnen trug ihr Schicksal mit sich, still in sich gekehrt. Ohne aufzuschauen, ohne einander anzuschauen, saßen sie nebeneinander. Fremde Verbündete, die sich wahrscheinlich nie wieder begegnen würden.

Mittlerweile war Lillis Mann auch wieder gekommen, saß nun stumm an ihrer Seite. Es fehlten ihnen die Worte. Als sie dann endlich in das Krankenzimmer konnte, trug er ihre kleine Reisetasche in der einen Hand, die andere hielt Lillis Hand fest umschlossen in der Hoffnung, ihr so ein wenig Sicherheit geben zu können.

Gemeinsam betraten sie das Zimmer, das nur mit einem Bett ausgestattet war. Es stand am Fenster mit einem wunderschönen Blick auf den trotz der schon zu erahnenden Frühlingswärme noch immer leicht verschneiten Wald. Sie setzte sich darauf und versuchte, ihre innere Unruhe zu bekämpfen.

Frank kauerte sich verloren an den Tisch, den leeren Blick auf die kalte, weiße Wand gerichtet. Das Baby strampelte in ihrem Bauch.

Jetzt sollte sie gleich das wehenfördernde Mittel bekommen, damit die Geburt frühzeitig beginnen würde – medizinisch indizierter Schwangerschaftsabbruch hieß es in korrekter Ärztesprache. Zunächst sollte aber eine Gynäkologin kommen, oder eine Anästhesistin, das hatte sie vergessen. Man wollte ihr den genauen Ablauf erklären und sie musste noch zustimmen zu diesem Schwangerschaftsabbruch.

Lilli konnte nicht mehr klar denken, alles in ihrem Kopf war verschwommen, die Klarheit war ihr verloren gegangen. Sie saß nur da und hatte sich in ihr Schicksal ergeben – was konnte sie auch sonst tun in dieser ausweglosen Situation?

Sie wartete unendlich lange, bis die Tür des Krankenzimmers geöffnet wurde und ein Arzt sich an den kleinen Tisch setzte. Er hatte Unmengen an Papieren bei sich und auch ihren Mutterpass, den sie gestern abgegeben hatte. War sie denn jetzt noch eine werdende Mutter oder schon nicht mehr? Schwanger war sie noch, ganz klar, aber auch das nicht mehr lange.

Lilli ging davon aus, dass das Baby per Kaiserschnitt geholt werden würde, doch dem war nicht so. Sie war außer sich, als der Arzt ihr sagte, dass sie das Kind auf natürlichem Weg gebären solle. Damit hatte sie nicht gerechnet, denn am Vortag war über den genauen Ablauf der Entbindung nicht gesprochen worden. Lilli war sich so sicher gewesen, dass sie die Schmerzen einer Entbindung nicht für ein totes Kind ertragen müsste.

Doch der Mediziner ließ nicht mit sich reden, er konnte oder wollte ihr nicht entgegenkommen und sagte ihr, ein Kaiserschnitt wäre in dieser Situation vollkommen ausgeschlossen. Das Risiko der Operation sei zu hoch, die Chancen für weitere Kinder würden sich verschlechtern und außerdem würde sie eine bleibende Narbe davontragen.

Wie viel konnte Lilli noch ertragen? Eine schmerzhafte Entbindung für ein Baby, das nicht leben würde. Nur schwer konnte sie sich damit abfinden. In ihrer momentanen Situation konnte Lilli nicht erahnen, wie richtig die Entscheidung des Arztes sein sollte. Niedergeschlagen unterschrieb sie das Formular zum Schwangerschaftsabbruch und ließ den Dingen ihren Lauf.

Frank ging Kaffee holen, den konnten sie beide jetzt gut gebrauchen. Er blieb länger weg als nötig, so schien es ihr. Aber sie war so sehr mit sich beschäftigt, dass sie nicht weiter darüber nachdachte. „Was mache ich eigentlich hier?", schoss es Lilli plötzlich durch den Kopf. „Warum gehe ich nicht einfach nach Hause und lasse das Baby leben, so lange es leben kann?"

Aber sie konnte sich nicht bewegen. Ihre Beine waren schwer wie Blei, ihr Körper fast bewegungslos, und sie verwarf diesen Gedanken so plötzlich, wie er gekommen war.

Wenig später bekam sie das erste Zäpfchen in den Muttermund gelegt. Eine sehr schmerzhafte Prozedur, die sie stumm über sich ergehen ließ.

Lilli war nicht fähig, etwas zu sagen. Es war 14 Uhr. In zwei Stunden sollte sie das nächste Zäpfchen bekommen. Als die Ärztin schon fast das Zimmer verlassen hatte, fand Lilli ihre Stimme wieder und wollte etwas fragen, aber sie sprach zu leise, als dass sie gehört wurde. Die Tür wurde geschlossen und sie begann zu frieren.

Frank kam mit dem heißen Kaffee, den sie nebeneinander auf dem Bett sitzend tranken. Aber auch das heiße Getränk konnte sie nicht wärmen. Von der Brezel, die Frank ihr mitgebracht hatte, konnte sie keinen Bissen zu sich nehmen. Frank nahm sie in den Arm, küsste sie auf die Stirn und fragte:

„Geht es so einigermaßen?"

„Ja", antwortete Lilli leise, zog ihren Schlafanzug an und legte sich ins Bett. In der Hoffnung, dass es ihr bald wärmer würde, schloss sie für einige Augenblicke die Augen.

Fast schweigend verbrachten sie die nächsten Stunden. Sie hielten sich stumm an den Händen, unfähig, sich gegenseitig in die Augen zu schauen. Ein leichtes Ziehen machte sich allmählich immer wieder in Lillis Unterleib bemerkbar. Zuerst nur zaghaft, aber dann doch so, dass sie es nicht mehr ignorieren konnte.

Das Mittel begann zu wirken. Lilli konnte es ihrem Mann nicht mitteilen, sie hatte sich in ihren Gedanken verloren. Ihr Zeitgefühl hatte sie verlassen und sie schaute mit starren Augen auf die verschneiten Baumwipfel, die sich sanft im Wind hin und her bewegten.

„Warum stehe ich nicht einfach auf und gehe nach Hause", schoss es ihr wieder durch den Kopf, doch war sie nicht fähig es laut auszusprechen. Aber es gab nun keinen Weg mehr zurück. Nicht wirklich.

Es war Zeit, den Kleinen aus der Kita abzuholen, und so machte sich Frank schweren Herzens auf den Weg, um später wieder zu Lilli zu kommen.

Irgendwann kam eine Schwester, um sich vorzustellen, da die Schicht gewechselt hatte. Nun wollte Lilli ihre Frage doch stellen.

Mit dem letzten Mut, den sie noch aufbringen konnte, fragte sie die Schwester:

„Wann komme ich in den Kreißsaal?"

Verständnislos und voller Verwunderung antwortete die Schwester:

„Sie kommen nicht in den Kreißsaal, Sie bekommen das Baby hier auf dem Zimmer mit mir, wir machen das schon!"

Das Blut stieg ihr in den Kopf, ihr Herz begann zu rasen. Das konnte doch nicht sein!

„Das geht doch nicht!", schoss es aus ihr heraus, fast schreiend und voller Wut. „Das ist doch ein richtiges Baby! Ich muss es richtig zur Welt bringen, und dazu muss ich doch in einen richtigen Kreißsaal zu einer richtigen Entbindung!"

Irritiert schaute die Schwester sie an.

„Bringen Sie mich in den Kreißsaal!", forderte Lilli mit Nachdruck.

„Ich schaue mal, was ich da machen kann", sagte die Schwester kopfschüttelnd und verließ den Raum.

Wenige Minuten später kam Lillis Mutter ins Zimmer. Sie war blass und ihr Gesicht verriet, dass auch sie eine schlaflose und tränenreiche Nacht hinter sich gebracht hatte. Mit leicht zitternder Hand streichelte sie ihrer Tochter über die Wangen und fand nur zögerlich ihre Stimme wieder.

„Wie fühlst du dich, mein Kind?", flüsterte sie.

„Naja, es geht schon", antwortete Lilli. Was hätte sie sonst antworten sollen? Dass sie am liebsten wegrennen und sich ihre Wut aus dem Leib schreien würde? Dass sie es kaum aushalten konnte? Dass sie ihr Urvertrauen in sich und die Welt verloren hatte?

Aber es war nicht nötig, all dies laut auszusprechen. Lillis Mutter verstand sie auch ohne Worte. Sie konnte die unendliche Verzweiflung ihrer Tochter kaum ertragen. Wie gerne hätte sie Lilli geholfen, diese Last mit ihr geteilt. Doch das Einzige, was sie für ihre Tochter tun konnte, war, hier neben ihr zu sitzen und mit ihr durch das Tal der Verzweiflung zu gehen, sie nicht alleine zu lassen, ihr Mut zuzusprechen.

So verbrachten Mutter und Tochter die Zeit, bis Frank mit Tim auf dem Arm zurückkam. Das Kind freute sich, Mama und Oma zu sehen, und untersuchte mit großem Interesse das Krankenhausbett mit seinen vielen Funktionen. Der Kleine turnte auf dem Bett und kuschelte sich für einen Augenblick fest an Mamas Brust.

Doch Lilli war das alles zu viel. Sie spürte den ziehenden Schmerz in ihrem Unterleib immer stärker und wusste, dass die Wehen nun wohl bald richtig beginnen würden.

„Es ist ok, wenn ihr jetzt geht, ich schaffe es schon", sagte sie und flüsterte dem Jungen leise zu: „Verabschiede dich von dem Baby!"

„Tschüss, kleines Baby, mach's gut!", sagte Tim und streichelte mit seiner kleinen Hand ein letztes Mal über Mamas Babybauch. Mit Tränen in den Augen verließen Frank und Lillis Mutter das Krankenzimmer, Tim in ihrer Mitte.

Nun lag Lilli wieder regungslos im Bett. Mit den heftiger werdenden Schmerzen kam sie noch klar. Sie erinnerte sich an die Atemtechnik, die sie vor etwas mehr als drei Jahren im Geburtsvorbereitungskurs erlernt hatte. Bilder ihrer ersten Entbindung stiegen in ihr auf. Eine lange Geburt von mehr als 20 Stunden, deren Ausgang ein kerngesunder Junge war, auf den sich alle gefreut hatten, der so herbeigesehnt war.

Was war das für ein Hochgefühl gewesen, als sie das zerknautschte Baby zum ersten Mal im Arm gehalten hatte. Seine weiche, weiße Haut, das Köpfchen mit den winzigen Haaren. Die Fingerchen, die zur festen Faust geballt waren. Die Worte des stolzen Papas klangen ihr heute noch in den Ohren, als wären sie gerade eben gesprochen worden: „Da ist er ja endlich!"

Lillis Blick schweifte immer wieder zum Fenster, hinaus zu den schneebedeckten Bäumen, die in der Dämmerung ihre Konturen verloren. Sie selbst lag still in weißen, gestärkten Bettlaken und versuchte, die Bewegungen des Babys zu erspüren. Aber sie fühlte nichts mehr, es bewegte sich nicht mehr.

In diesem Augenblick wurde ihr bewusst, dass ihr ungeborenes Baby gestorben war. Es war tot.

Wie erstarrt lag sie da im sterilen Krankenhausbett. Sie konnte weder denken noch war sie fähig, sich zu bewegen. Alles Leben schien mit ihrem Baby gegangen zu sein.

Regungslos und mit geschlossenen Augen lag Lilli da, bis die Nachtschwester das Zimmer betrat und sich zu ihr ans Bett setzte. Sie berührte sanft ihre Hand.

Als Lilli die Augen aufschlug, begann die Schwester zu sprechen.

„Ich habe gehört, dass Sie Ihr Baby im Kreißsaal bekommen möchten. Das geht leider nicht, da er für eine Lebendgeburt freigehalten werden muss. Das verstehen Sie sicher."

Das Wort Lebendgeburt dröhnte in Lillis Ohren.

„Aber wenn Sie möchten", sprach die Schwester weiter, „können wir Sie ins Wehenzimmer bringen, und die diensthabenden Hebammen und Ärzte können dann hin und wieder bei Ihnen vorbeischauen."

Damit war Lilli einverstanden. Zumindest gestand man ihr zu, dass sie ihr Kind in Gegenwart einer Hebamme zur Welt bringen durfte.

Mit der Zeit wurden die Wehen immer heftiger, und wie abgesprochen legte man ihr eine PDA, die ihr die Wehenschmerzen erträglich machen würde. Nach der Entbindung würde mit hoher Wahrscheinlichkeit noch eine Ausschabung der Gebärmutter notwendig sein.

Auch damit hatte sie nicht gerechnet. Lilli ging davon aus, dass mit der Geburt, der Totgeburt, alles abgeschlossen sein würde. Die Hebamme aber hatte ihr erklärt, dass sich ihre Plazenta wahrscheinlich nicht von alleine ablösen würde. Somit wäre ein operativer Eingriff unumgänglich.

Lilli wurde in das Wehenzimmer vor dem Kreißsaal geschoben. Dies war nur ein kleiner Raum, der für das große Krankenhausbett kaum Platz bot. Aber es gelang irgendwie, das Bett hineinzufahren, und wenig später kam die Hebamme zu ihr. Sie schaute sie voller Mitgefühl an.

„Ich bin Hebamme Marion. Was Ihnen und Ihrem Baby passiert ist ist wirklich furchtbar, es tut mir sehr leid und ich werde Ihnen helfen, so gut ich kann."

Dann lag Lilli wieder alleine in diesem kleinen Raum, in dem in wenigen Stunden ihr Kind geboren werden würde. Sie konnte keine klaren Gedanken mehr fassen, es war alles zu schmerzlich und sie hatte keine Ahnung, wie sie das alles verarbeiten sollte. Konnte sie damit klarkommen und in ihr altes Leben zurückkehren? Einfach weiterleben, als sei nichts geschehen?

Fröhliche Stimmen vor der Zimmertür rissen sie aus ihrer Gedankenwelt. Da war dort draußen doch tatsächlich eine Besuchergruppe mit hochschwangeren Frauen und ihren Männern, die sich die Räumlichkeiten und den Kreißsaal anschauten. Und sie lag hier drinnen mit einem toten Baby im Bauch. Es dauerte lange, bis all die Besucher hineingegangen waren und wieder herauskamen. Noch länger dauerte es, bis sich die fröhlichen Frauen- und Männerstimmen in der Weite verloren und wieder Stille einkehrte.

Trotz der Schmerzmittel, die sie bekommen hatte, spürte Lilli die immer schneller kommenden Wehen. Die Geburt würde nicht mehr lange auf sich warten lassen. Sie fühlte sich einsam und verlassen. Was hätte sie dafür gegeben, wenn ihr Mann jetzt bei ihr gewesen wäre! Aber die Schwestern hatten ihr gesagt, dass sich die Entbindung noch lange hinziehen würde.

So waren sie übereingekommen, dass ihr Mann bei Tim bleiben würde. Mittlerweile schlief der Junge sicherlich schon. Frank wollte gleich morgen früh wieder zu ihr kommen, sobald er Tim in die Kita gebracht hatte.

Lilli rief nach der Hebamme, als sie Angst und Verzweiflung überkamen. Wie sollte sie das nur alleine durchhalten, ein totes Kind zu gebären?

Die Hebamme kam und setzte sich für eine Weile zu ihr. Auch die diensthabende Ärztin kam hinzu. Sie erhöhte noch einmal die Dosis des Schmerzmittels und untersuchte sie kurz. Die Geburt würde noch auf sich warten lassen. Es würde sicherlich noch einige Stunden dauern, das waren ihre mitleidigen Worte.

„Ich habe das Gefühl, dass das Baby bald kommt. Wieso meinen Sie, dass es noch dauert?", fragte Lilli.

Aber eine befriedigende Antwort bekam sie nicht mehr, denn die Ärztin wurde zu einer anderen Gebärenden im Kreißsaal nebenan gerufen. Eine Lebendgeburt hatte natürlich Priorität.

Auch die Hebamme verließ den Raum, und Lilli lag wieder alleine in diesem beängstigend engen Raum. Sie konnte die Schritte und dumpfen Stimmen aus dem Zimmer nebenan hören und hoffte inständig, nicht gleich an Babygeschrei und fröhlichem Treiben teilhaben zu müssen.

Sie fror so sehr und wickelte sich tiefer in ihre wärmende Decke ein. Die Wehen wurden stärker und sie spürte deutlich, dass sich der kleine Körper des Babys immer weiter nach unten schob. Die Geburt stand unmittelbar bevor, und es würde definitiv nicht noch Stunden dauern. Es war ihr, als hätte sich das Baby schon hinausgeschoben aus ihrem warmen Körper, der ihm Sicherheit und Geborgenheit gegeben hatte.

Lillis Angst wurde immer größer, ihr Herz schlug schneller.

Panik erfasste sie.

Lilli wollte aufstehen, was ihr aber nicht gelang. Tränen und Schweiß vermischten sich und liefen ihr das Gesicht hinunter. Sie zitterte vor Kälte und Aufregung. Die Decke warf sie von sich, und nach kurzem Zögern fasste sie zwischen ihre Beine.

Sie umfasste ein kleines Köpfchen. Das Köpfchen ihres Babys war bereits geboren. Es fühlte sich warm und weich an, sogar den winzigen Flaum konnte sie ertasten. Voller Schreck ließ sie das Köpfchen wieder los und war nicht mehr in der Lage, noch einmal danach zu greifen. Hastig griff sie nach der Klingel, um die Hebamme zu rufen. Es dauerte eine Weile, bis diese kam. Sie sah sofort, dass das Baby fast geboren war.

„Jetzt haben Sie es bald geschafft!", sagte die Hebamme. Aber es ging nicht weiter voran. Lange Minuten harrte Lilli so aus. Regungslos und bewegungslos. Und es tat sich nichts mehr. Da lag sie nun, das Baby nur halb geboren. Warum zogen sie den kleinen Wurm nicht einfach heraus?

„Schieben Sie das Baby weiter!", sagte die Hebamme, aber das ging nicht, es kamen keine Wehen mehr. Die Ärztin kam hinzu und versuchte, Lilli Mut zuzusprechen.

„Lassen Sie Ihr Baby los, lassen Sie es gehen", hörte sie die Ärztin sagen. Aber wie sollte das gehen, ein Baby loslassen, das sie so gerne bei sich im Leben gehabt hätte. Ihr Verstand sagte ihr, dass es keinen Weg zurück gab, dass die Entscheidungen endgültig getroffen worden waren, dass dieses Kind nicht bleiben konnte und es das Beste wäre, wenn es nun aus ihrem Körper austreten würde. Aber ihr Innerstes sträubte sich vor dieser Endgültigkeit und gegen den unausweichlichen Abschied.

Lilli spürte die sanften Hände der Ärztin, die ihren Bauch streichelte und noch einmal, nun kaum noch hörbar, flüsterte: „Lassen Sie Ihr Baby gehen, es ist jetzt an der Zeit!"

Nach einer einzigen Presswehe glitt der kleine Körper langsam in die warmen Hände der Hebamme. Sie nahm das Menschenkind in Empfang und durchtrennte die Nabelschnur.

Mit den Worten „ Es ist ein Junge" legte die Hebamme das Kind in saubere Tücher. „Möchten Sie es halten?" Und schon legte sie Lilli das Kind in ihre Hände.

Der kleine Junge war perfekt, nichts fehlte ihm. Äußerlich ein vollkommen zeitgerecht entwickeltes Baby. Sie sah sofort die Ähnlichkeit zu seinem großen Bruder, das Gesicht, die winzigen Finger und Zehen. Die Augen waren fest geschlossen. Und erst jetzt sah sie, dass ihr Baby mit der Hand an der Backe geboren war, so wie ihr Tim seit seiner Geburt immer einschlief.

In diesem Augenblick machte sich das Gefühl der Ruhe in Lilli breit. Sie hatte die Gewissheit, dass ihr Kind friedlich gestorben war ohne zu leiden, geborgen in ihrem Bauch.

So saßen die drei Frauen eine Weile gemeinsam auf dem Krankenhausbett und betrachteten den kleinen Jungen, der zwar geboren worden war, aber nie das Licht der Welt erblicken würde. Es war eine erhabene, ja feierliche Stille, die sie umgab. In diesen wenigen Minuten war alles gut, so wie es war.

„Wir lassen Sie jetzt mit Ihrem Kind alleine", sagte die Ärztin mit sanfter Stimme und schob die Hebamme aus dem Raum. Als sich die Tür schloss, drückte Lilli das leblose Kind vorsichtig an ihre Brust und betrachtete es im Bewusstsein, dass sie diese kostbaren Augenblicke für den Rest ihres Lebens in sich tragen würde.

Nur zögerlich traute sie sich, über das Köpfchen zu streicheln. Alles an ihm war so klein und zerbrechlich. Die winzigen Härchen, die hohe Stirn, die Öhrchen, die geschlossenen Augenlider, die zierliche Nase und der geschwungene Mund, dessen Mundwinkel nach oben zeigten. Alles prägte sie sich ein, nichts wollte sie ungesehen lassen. Die Arme und die Hände, der kleine Bauch, Beine und Füße, das Geschlechtsteil. Alles hatte sie sich angeschaut und darüber für einige Zeit vergessen, dass dieses Kind nicht lebte. Zu groß war die Faszination, die von dem kleinen Wesen ausging.

Ruhe und Zufriedenheit hatten sie eingenommen, die Zeit schien still zu stehen, und es gab nur sie und das Baby. Der Körper des Kindes war warm und weich. Sie roch an ihm, und wie alle Babys roch auch dieses wunderbar. Nie würde sie diesen Geruch vergessen können. Nichts drang zu ihr durch. Lilli war eins mit ihrem neugeborenen Baby.

Ihre Gedanken verloren sich in den Tränen, die nun aus ihr herausbrachen, die endlich ihren Weg fanden und das kleine Wesen in ihren Händen bedeckten. Immer wieder streichelte sie das Kind sanft, wie ausgelöscht war die anfängliche Scheu, dieses kleine Baby zu berühren. Mit all ihren Sinnen versuchte sie in diesen Minuten, das

Kind in sich aufzunehmen, denn diese Momente mussten für den Rest ihres Lebens reichen.

Ob ihr Mann das Baby später auch sehen wollte? In diesem Punkt war sie sich nicht sicher, hatte er doch bei dem Arztgespräch recht verwirrt reagiert, als sie den Wunsch äußerte, sich das Baby anschauen zu dürfen.

Aber er musste sich doch seinen Sohn anschauen, der seinem Bruder Tim wie aus dem Gesicht geschnitten war. Unverkennbar diese Ähnlichkeit, die schon so deutlich ausgeprägt war.

Die Geräusche von draußen nahm Lilli nicht wahr. Sie bekam auch nicht mit, dass im Kreißsaal nebenan ein Kind gesund geboren wurde, das sein Leben mit lautem Schreien begann.

Plötzlich fiel ihr ein, dass sie keinen Namen für das Baby hatte. Sie hatten keine Eile gehabt und nun war es wohl kaum noch wichtig, welchen Namen das Baby bekommen sollte. Wozu brauchte ein totgeborenes Baby einen Namen?

Schnell verdrängte sie diesen Gedanken, sie hatte ihr Zeitgefühl verloren und erschrak, als sich die Tür öffnete. Mit den Worten „Es ist nun an der Zeit, Sie werden im OP erwartet" nahm die Hebamme ihr das Bündel aus dem Arm, legte es in ein kleines Weidenkörbchen und deckte es zu.

„Wenn Sie ihn morgen noch einmal sehen wollen, kommen Sie nur, wir werden ihn hierbehalten."

Die Hebamme ging hinaus und nahm Lillis zweitgeborenen Sohn mit. Kurz danach kam sie wieder und schob Lilli mit dem Bett vor den OP. Die Plazenta hatte sich, wie erwartet, nicht gelöst und musste nun entfernt werden.

Ein vertrauenserweckender Arzt begrüßte Lilli leise.

„Ich habe auf Sie gewartet, ich nehme nun die Ausschabung vor. Ich habe schon gehört, was Ihnen und Ihrem Baby widerfahren ist. Das tut mir aufrichtig leid."

Seine warme Stimme klang voller Mitgefühl.

„Sie werden das nächste Mal ein gesundes Baby zur Welt bringen. Lassen Sie sich ein paar Monate Zeit und versuchen Sie es dann wieder, es wird alles gut werden."

Lilli versuchte, tapfer zu nicken, was ihr nicht wirklich gelang. Wieder strömten die Tränen aus ihr heraus, als hätte sich eine unversiegbare Quelle geöffnet. Der Arzt ergriff ihre Hand und hielt sie einen Moment, bis sich die Tür zum OP öffnete.

Als Lilli später wieder in ihrem Zimmer lag, war es tiefe Nacht. Die Dunkelheit hatte sich im Krankenzimmer ausgebreitet, nur eine winzige Lampe brannte.

Lilli tauchte hinein in den seelischen Schmerz, der sie ganz einnahm, sich um sie legte und sich in ihr breitmachte. Die Sehnsucht nach dem Kind, das nicht mehr da war und dessen Leben beendet war, bevor es richtig begonnen hatte, war so groß, dass sie diesen Zustand kaum ertragen konnte. Von einem Moment auf den anderen nahm ihr Leben eine andere Richtung. Alles Geplante und Ersehnte war wie eine Seifenblase zerplatzt. Sie konnte nur erahnen, wie es sein würde, mit dieser lebenslangen Leere, dieser lebenslangen Trauer zu leben.

Lilli läutete nach der Nachtschwester und verlangte ein Schlafmittel. Sie hatte die letzte Nacht schon nicht schlafen können und spürte, dass sie auch jetzt keine Ruhe finden würde, so sehr hatte sie die Bilder des Geschehenen noch immer vor Augen, zu sehr kreisten ihre Gedanken. Sie wollte nichts mehr denken, nichts mehr fühlen.

Kurz nach der Einnahme der Tablette fiel Lilli in einen tiefen, traumlosen Schlaf.

Sie erwachte im Morgengrauen, als sich die Tür des Krankenzimmers öffnete und ihre Mutter besorgt an ihr Bett trat. Sie sah übernächtigt aus. Wortlos nahm sie ihre Tochter in den Arm, denn passende Worte fand sie nicht.

„Es war ein kleiner Junge!", schoss es plötzlich aus Lillis Mund, und die Worte wollten nicht versiegen.

„Ach, Kind!", war alles, was ihre Mutter hervorbringen konnte, nachdem Lilli geendet hatte und die Tränen wieder aus ihr herausflossen. Die ganze Zeit hatte die Mutter Lillis Hand gehalten, und nun weinten sie gemeinsam um das Baby, das nicht bei ihnen sein würde. Lange saßen sie schweigend nebeneinander, bis Lillis Mutter zur Arbeit musste. Sie war noch vor dem Schuldienst zu ihr in die Klinik gekommen.

Erst, als ihre Mutter gegangen war, fiel Lilli ein, dass heute der 31. März war. Der Geburtstag ihrer Mutter. Der Geburtstag ihrer Mutter und der ihres Kindes waren am gleichen Tag. Aber dieser Tag war auch der Todestag ihres Kindes. Das Schicksal war grausam, wie sollte sie je wieder einen unbeschwerten Geburtstag mit ihrer Mutter feiern?

Wenig später sah Lilli einen verschlossenen Umschlag auf dem Nachttisch liegen, daneben ein Faltblatt.

Sie öffnete den Umschlag. In ihm waren zwei Polaroid-Fotos von ihrem Baby. Sie waren leicht verschwommen, jedoch zeigten sie deutlich das nackte kleine Kind, das so zerbrechlich auf einem grünen OP-Tuch lag. Ohne schützende Kleidung hatten sie das Baby irgendwo abgelegt.

Hätten die Schwestern das Kind nicht wenigstens in ein Tuch wickeln können, musste es so nackt und würdelos auf einem Tisch liegen? Gab es keine Kleidung für so kleine Babys? War es wirklich üblich, dass die kleinen totgeborenen Babys nackt blieben, bis man sie begrub? Wäre es nicht möglich, dem Baby einen Puppenstrampelanzug anzuziehen? Die könnten doch sicherlich passen. Ob sie ihre Mutter fragen sollte, etwas Passendes zu kaufen? Sie würde das sicherlich machen.

Doch würden die Schwestern dem Kind die Sachen auch anziehen? Lilli verwarf ihre wirren Gedanken und schob die Fotos zurück in den Umschlag. Sicherlich würden sie alle belächeln, wenn sie diesen Wunsch äußern würde.

Lilli wurde aus ihren Gedanken gerissen, als das Frühstück gebracht wurde. Mit den Worten „Damit Sie wieder zu Kräften kommen" schloss sich die Tür des Krankenzimmers auch schon wieder.

Beim Anblick des Essens schnürte sich Lillis Magen zusammen. Lediglich den heißen Kaffee trank sie. Dann betrachtete sie das Faltblatt, das auf die Bettdecke gefallen war. Es kam von einer Selbsthilfegruppe, nämlich einer Initiative für Eltern totgeborener Kinder. Da stand etwas von glückloser Schwangerschaft – was für eine treffende Umschreibung für das, was ihr widerfahren war. Und dann war da noch ein Blatt. Auf dem waren vier Termine verzeichnet für die Urnenbeisetzung fehlgeborener Babys. Alle drei Monate fand eine kleine feierliche Beisetzung statt. Die nächste war in sechs Wochen. Ob sie da hingehen sollte? Klare Gedanken und Entscheidungen konnte sie jetzt sowieso nicht fällen, sie wollte unter die Dusche.

Mit der Hoffnung, dass sie sich danach besser fühlen würde, stand Lilli auf und ging ins Badezimmer.

Als sie geduscht hatte, setzte sie sich an den Tisch in ihrem Krankenzimmer und wartete, dass ihr Mann endlich kam. Sie fühlte sich nicht wirklich besser, konnte sie doch den Schmerz und die Benommenheit nicht von sich abwaschen. Gestern hatte sie nur kurz mit Frank telefoniert, um ihm mitzuteilen, dass das Kind geboren worden war und dass sie einen zweiten Jungen gehabt hätten. Noch vom Wehenzimmer aus hatte sie ihn angerufen, bevor sie in den OP kam. Viel hatten sie nicht geredet, was hätten sie auch sagen sollen? Das Entsetzen hatte ihnen die Worte geraubt.

Lilli wartete nun ungeduldig auf Frank. Er sollte mit ihr in den Kreißsaal gehen, damit sie das Baby gemeinsam anschauen und verabschieden konnten. Lilli wollte ihren kleinen Sohn unbedingt noch einmal sehen.

Endlich war Frank da. Er sah entsetzlich schlecht aus, hatte dunkle Ränder unter den Augen und sein dunkler Teint war blass. Seine Gesichtszüge waren wie erstarrt. Er setzte sich zu Lilli an den Tisch und griff wortlos nach ihren Händen.

„Es war ein kleiner Junge, sie haben ihn noch nicht weggebracht, du kannst ihn noch anschauen."

Skeptisch blickte ihr Mann sie an. Er fühlte kein Verlangen, das Baby anzuschauen.

„Eigentlich will ich nicht", sagte er leise nach einer Weile.

Das konnte Lilli nicht verstehen.

„Bitte geh' gemeinsam mit mir zu ihm. Ich möchte ihn mit dir anschauen. Sie haben ihn extra noch im Kreißsaal behalten, damit wir nochmal kommen können, um uns zu verabschieden."

Ohne ein weiteres Wort stand Frank auf, und sie gingen zum Kreiß-saal. Sie setzten sich in das Wehenzimmer vor dem Kreißsaal, wo sie warten sollten. In diesem Zimmer hatte Lilli in der Nacht den kleinen Jungen zur Welt gebracht, der ihnen jetzt in einem kleinen Körbchen gebracht wurde.

Lilli nahm das Körbchen auf den Schoß und schlug das weiße, steife Laken zurück. Da lag der winzige Körper. Noch immer war er nackt. Lilli war entsetzt. Sie hatten dem Kind wirklich nichts angezogen. Durfte man ein Baby, auch wenn es ganz klein und schon gestorben war, so behandeln? Hatte es nicht verdient, weich gebettet zu wer-den? Zumindest eingewickelt in ein Tuch?

Lilli nahm ihr Kind aus dem Körbchen und wollte es ihrem Mann geben. Doch der schaute es nur an, fasziniert und entsetzt zugleich. Er war unfähig, Worte zu finden. Irgendetwas hielt ihn davon ab, das kleine Menschenkind zu berühren.

Das konnte Lilli nicht verstehen, und sie gab sich ganz ihren Gefüh-len hin, prägte sich jede Einzelheit ein. Frank griff geistesabwesend zu einer Zeitschrift, die auf einem Stuhl lag. Blätterte kurz in ihr und legte sie wieder zurück.

Gemeinsam bedeckten sie den kleinen Körper wieder mit dem Laken und übergaben das Körbchen der Schwester, die es wieder mitnahm. Ohne miteinander zu sprechen gingen sie zurück in das Krankenzimmer und setzten sich an den Tisch.

Mit leiser, zitternder Stimme sagte Frank: „Ich hätte so gerne seine Augen gesehen, aber die waren geschlossen."

Lilli wusste nicht, was sie darauf antworten sollte.

Als Lilli am frühen Nachmittag mit ihrer Mutter noch einmal zum Kreißsaal ging, um ihr das Baby zu zeigen, war es schon in die Patho-logie gebracht worden.

Es war nun also so weit, das Baby war endgültig weg.

Am nächsten Tag konnte Lilli nach Hause. Körperlich ging es ihr gut und die Ärzte hatten keine Bedenken, sie zu entlassen. Frank holte sie gemeinsam mit Tim ab, und so fuhren sie los. Jeder war mit seinen eigenen Gedanken und Gefühlen beschäftigt – traurig, resigniert und auch wütend über das Geschehen, das hinter ihnen lag.

Eine schwere Zeit voller Verzweiflung lag vor ihnen, die sie zu bewältigen hatten. Konnten sie die Trauer überstehen? Als Ehepartner, als Eltern, als Familie? Lilli war sich dessen nicht sicher, zu tief war sie verwundet. Sie hatte mitten im Leben gestanden, hatte ihr Leben fest im Griff gehabt. Alles war gut gewesen.

Und nun war sie aus der Bahn geworfen worden. Nichts von dieser früheren Lilli war mehr übrig geblieben.

Als sie die Wohnung betraten, war alles wie immer. Die Welt drehte sich weiter, blieb nicht stehen. Nur in ihrem Bauch spürte sie die Leere, da hatte sich alles verändert. Es gab kein Baby mehr, keine sanften Bewegungen, keine Tritte, nichts.

Tim hatte Hunger. Lilli musste sich jetzt auch um ihn kümmern. Auch der kleine Bruder hatte einen Verlust erlitten. Er hatte sich sehr gefreut, bald nicht mehr allein zu sein. Er hatte sich schon Gedanken gemacht, in welcher Ecke seines Zimmers wohl das Babybettchen am besten stehen würde. Aber er verlor kein Wort über das Baby, kuschelte sich nur in Lillis Arm und wollte nicht mehr losgelassen werden.

Frank musste noch mal weg, hatte aber Bedenken, seine Frau alleine zu lassen. Doch Lilli versicherte ihm, dass sie es schon schaffen würde.

Lilli führte ein kurzes Telefonat mit ihrem Vater, zu dem sie schon seit langem ein schwieriges Verhältnis hatte. Dennoch drängte es sie, mit ihm zu sprechen.

„Sei froh, dass die Kreatur jetzt draußen ist!", waren seine Worte, die Lilli bis ins Mark trafen. Das fehlende Feingefühl und die abwertenden Worte konnte sie kaum ertragen, sodass sie das Gespräch schnell beendete.

Als Lilli nach diesem Tag erschöpft im Bett lag, konnte sie keinen Schlaf finden. Er hätte ihr gut getan, weil sie doch für einige Stunden ihren Kopf ausschalten hätte können. Aber es ging nicht. Lilli fand keine Ruhe. Immer wieder liefen die Bilder in ihrem Kopf ab, wieder und wieder durchlebte sie die Geburt und die Stunden danach.

Für die nächsten Wochen wurde Lilli von ihrer Frauenärztin krankgeschrieben. An Arbeit war nicht zu denken, und Lilli fühlte sich nicht in der Lage, dem Kontakt mit Kollegen und Kunden standzuhalten.

Auch Tim, der ihre Aufmerksamkeit und Fürsorge brauchte und einforderte, kostete sie viel Kraft. Der Alltag gestaltete sich schwierig. Lilli schaffte es nicht, das Haus zu verlassen. Anderen Menschen zu begegnen schien ihr unmöglich.

Wenn Vater und Sohn gegangen waren, erledigte sie mit großer Mühe nur die nötigsten Hausarbeiten. Dann legte sie sich ins Bett mit der Hoffnung, einschlafen zu können, um nicht immer wieder an das Baby denken zu müssen. Doch selten schlief sie richtig ein. Meistens lag sie nur reglos da, den Blick starr an die Decke gerichtet. Sie versank im Reich der Tränen, immer weiter hüllte der Schmerz sie ein und ließ ihr keinen Raum mehr zu atmen, keinen Platz zu leben.

Lilli sah keine Möglichkeit, aus diesem Tief herauszukommen. All ihre Gedanken wurden hinabgezogen in die Dunkelheit, die keine Regung mehr zuließ.

Wenn Lilli hörte, dass Frank und Tim wieder heimkamen, verschwand sie schnell im Bad, um sich das Gesicht zu waschen und sich zu kämmen. Die vom vielen Weinen aufgequollenen Augen versteckte sie hinter einer dicken Schicht Schminke.

Nicht einmal Tim konnte sie aus der Kita abholen. Aber wenn der Kleine dann zu Hause war, sie mit den Erlebnissen des Tages überschüttete, sie zwischendurch immer wieder umarmte und küsste, dann füllte sich Lillis Herz mit Wärme. Für kurze Momente vergaß sie ihren Kummer, und hin und wieder huschte ein Lächeln über ihr Gesicht.

Lillis Mutter kümmerte sich rührend um sie. Wenn sie es nicht schaffte, selbst vorbeizukommen, telefonierten sie lange miteinander. Ihrer Mutter musste Lilli nichts vormachen. Bei ihr konnte sie hemmungslos weinen und musste sich nicht verstellen.

Die Nächte waren lang, denn Lilli fand keinen Schlaf. Wenn es dunkel wurde, machte sich in ihr eine starke Unruhe breit. Immer wieder stand sie auf, geisterte durch die Wohnung oder setzte sich für mehrere Stunden auf den Balkon, um in den Nachthimmel zu schauen. Erst wenn sie durchgefroren war, ging sie ins Bett zurück und schlief erschöpft ein.

Sagte man nicht, dass alles im Leben einen Sinn hatte? Aber einen Sinn konnte Lilli in dem, was geschenen war, nicht sehen. Ein so herbeigesehntes Baby tot zur Welt zu bringen, was konnte das für einen Sinn haben? Wozu war es gut, mit der Trauer und dem Schmerz zu leben? Würde ihr Leben wieder zur Normalität zurückkehren können und sie so tun können, als wäre nichts geschehen?

In einer dieser unruhigen, schlaflosen Nächte setzte sich Lilli an den Computer, der in ihrem Arbeitszimmer stand, und surfte im Internet. In die Suchmaschine gab sie „totgeborene Kinder" ein und war erstaunt, wie viele Treffer ihr angezeigt wurden.

Viele Webseiten klickte sie an, um sie schnell wieder zu schließen. Berichte und Fotos von Babys, die nicht für diese Welt geboren waren, überforderten sie. Lediglich eine Seite erregte ihr Interesse. Es war ein Forum, in dem Frauen über ihre Verluste schrieben und sich mit anderen Betroffenen austauschen konnten. Eine Seite für Mütter, die ihre Babys während der Schwangerschaft, der Geburt oder kurz danach verloren hatten. Trotz einiger Bedenken meldete sich Lilli im Forum an. Doch sie musste erst auf die Freischaltung warten, die durch die Initiatorin dieser Seite vorgenommen werden würde.

Nachdenklich fuhr Lilli den Computer herunter und hatte zum ersten Mal das Gefühl, mit ihrer Trauer nicht alleine zu sein. Irgendwo da draußen waren Frauen, die Ähnliches erlebt hatten, und mit denen sie Kontakt aufnehmen konnte.

In der nächsten Nacht, als Frank anfing, leise vor sich hin zu schnarchen und sie Tim noch einmal geküsst und zugedeckt hatte, schaltete sie den Computer erwartungsvoll an und öffnete die Seite des Trauerforums. Sie war freigeschaltet. Ab jetzt konnte Lilli in den verschiedenen Unterforen lesen und schreiben.

Viele Stunden verbrachte sie mit den unterschiedlichsten Geschichten von Müttern, die ihre Kinder tot zur Welt gebracht hatten. Mütter, die wie sie voller Trauer und Hoffnungslosigkeit waren. Sie las von Müttern, die viele Verluste beklagen mussten. Von Müttern, die nicht wie sie bereits ein lebendes Kind hatten. Sie las auch von Frauen, deren Verluste schon einige Jahre zurücklagen, die anderen

Müttern Mut machten, sich der neuen Userinnen annahmen, sie begrüßten und in ihrer Mitte aufnahmen.

In Lillis Trauerforum konnte man eigene Postings eröffnen und sich alles von der Seele schreiben. Lilli fand keinen Eintrag, der nicht von mindestens zwei oder drei anderen Frauen beantwortet wurde. Ob sie sich auch trauen sollte, so ein Posting zu eröffnen und sich vorzustellen? Konnte sie hier wirklich schreiben, was sie erlebt hatte, was sie fühlte und welche Ängste sie hatte? Sie würde darüber nachdenken und vielleicht in einer der nächsten Nächte etwas schreiben.

Aufgewühlt und nachdenklich ging Lilli zurück ins Bett und versuchte einzuschlafen, was ihr in dieser Nacht erstaunlich schnell gelang.

In den kommenden Nächten schlich Lilli, wenn es ruhig geworden war und Vater und Sohn schliefen, leise ins Arbeitszimmer, schloss die Tür und saß vor dem Computer. Sie vergaß Zeit und Raum und verbrachte viele Stunden damit, Berichte von Frauen zu lesen, die ein ähnliches Schicksal erlitten hatten. Schnell fand sie sich in diesem Forum zurecht und wurde mit warmen, mitfühlenden Worten willkommen geheißen.

Schon bald traute sich Lilli, von ihrem Baby zu schreiben und eigene Beiträge zu verfassen. Es tat ihr gut, sich in dieser virtuellen Welt zu bewegen, denn im realen Leben konnte sie schon nach wenigen Wochen kein wahres Verständnis von ihren Mitmenschen mehr erwarten. Niemand konnte ihre Trauer so richtig nachvollziehen, die meisten waren der Meinung, dass sie nun zur Tagesordnung zurückkehren könnte. Lediglich ihre Mutter fing sie immer wieder auf und konnte ihre tiefe Verwundung verstehen, hatte sie doch vor vielen Jahren Ähnliches erlebt.

Mit Frank konnte Lilli nicht wirklich über ihre Gefühle sprechen, ging er doch ganz anders mit seiner Trauer um. Frank war viel unterwegs, kümmerte sich rührend um Tim und auch um sie. Er kaufte ein, kochte das Abendessen und bereitete vor dem Schlafengehen einen heißen Tee für Lilli. Sogar die Waschmaschine stellte er an.

Lilli konnte sich an Franks Schulter ausweinen, bis ihre Tränen versiegt waren. Oft hätte sie mit ihm gerne mehr über den kleinen Jungen gesprochen, doch fand sie nicht wirklich einen Zugang zu ihrem Mann, sodass sie sich immer mehr in sich zurückzog. Dass Frank so wenig über das Kind reden wollte, konnte Lilli nicht verstehen. Es verletzte sie, dass er in ihren Augen nicht wirklich trauerte.

Lilli ahnte nicht, dass er an manchen Tagen in den Wald fuhr und seine Wut hinausschrie. Sie wusste nicht, dass er in seiner Verzweiflung Bäume mit Händen und Füßen bearbeitete, bis er erschöpft und mit schmerzenden Gliedmaßen stundenlang im Auto saß, bevor er in der Lage war, wieder nach Hause zu fahren. Wo er stillschweigend seinen Platz einnahm, damit das Leben der kleinen Familie nicht zusammenbrach. Erst Jahre später erzählte er Lilli, dass der Tod seines Sohnes in ihm weit mehr in Bewegung gebracht hatte, als sie ahnen konnte.

Den Alltag konnte Lilli viele Wochen nicht bewältigen. Sie ging kaum aus dem Haus und verbrachte die meiste Zeit in Gedanken versunken. An guten Tagen wagte sie es manchmal, vor die Tür zu gehen. Auch an diesen Tagen fiel es Lilli aber oft schwer, nicht gleich wieder kehrt zu machen.

Wenn Lilli auf der Straße einer schwangeren Frau begegnete, zerbrach es ihr das Herz und Tränen stiegen ihr in die Augen. Sie konnte nichts dagegen machen. Und wann immer sie hinausging, sah sie unzählige Frauen, die glücklich ihren Babybauch zeigten. Wie unter Zwang verglich sie deren Schwangerschaftswoche mit jener, in der sie nun hätte sein sollen, um dann am Boden zerstört umgehend den Heimweg anzutreten. Es schien ihr, als ob sie es niemals schaffen könnte, wieder ein normales Leben zu führen und einigermaßen glücklich zu sein. Und wann immer sie einen kleinen Lichtblick sah, wurde sie durch Kleinigkeiten wieder um Längen zurückgeworfen.

Frank nahm sich häufig am Vormittag frei und überredete sie zu langen Spaziergängen in den umliegenden Wäldern. Die frische Luft, der kühle Wind und die Natur taten Lilli gut. Im Freien konnte sie tief durchatmen und für wenige Augenblicke ihr Baby vergessen. Sie erfreute sich an dem Erwachen der Natur und dem nahenden Frühling, sie nahm die kleinen Knospen der Bäume wahr und das zarte Grün, das sich langsam seinen Weg suchte, um in Kürze in voller Pracht seinen Platz einzunehmen.

Viele Wochen später war nun endlich der Beisetzungstermin. Bei so kleinen Babys würde man immer warten, bis mehrere zusammen beerdigt werden konnten, hatte man ihr schon in der Klinik erklärt. Dieses Warten war zu einer unerträglichen Last geworden. Die Tatsache, dass ihr Kind noch immer irgendwo in einem Kühlfach lag, konnte Lilli kaum aushalten. Das Baby sollte in Lillis Augen endlich beerdigt werden und sich der Kreis des Lebens so schließen. Auch wenn das Leben dieses Kindes nie wirklich begonnen hatte: Lilli hoffte, dass es ihr nach der Beisetzung besser gehen werde.

Nach langem Zögern fasste sie den Mut, Frank zu fragen, ob er mit ihr zur Urnenbeisetzung des Babys gehen wollte. Sie hatte diese Frage immer wieder verworfen und sich nicht getraut, ihn darauf anzusprechen. Dass sie selbst zur Beisetzung gehen wollte, war ihr von Anfang an klar gewesen, denn es war ihr ein dringendes Bedürfnis, diesen letzten Weg mit dem Baby zu gehen. Lilli würde es als Erleichterung empfinden, wenn der kleine Junge endlich begraben sein würde.

„Nein, das will ich nicht, geh du alleine hin", antwortete Frank auf Lillis Nachfrage, ohne großartig darüber nachzudenken.

Lilli war wie vor den Kopf gestoßen.

„Aber warum denn nicht?"

„Ich möchte einfach nicht", bekam sie zur Antwort.

Lilli konnte sich nur noch wundern. Sie empfand diese Ablehnung als kalt und herzlos.

Sie brach in Tränen aus und schluchzte:

„Aber du kannst mich doch nicht alleine dahin gehen lassen, es ist doch unser Kind! Das Begräbnis ist das Letzte, was wir für unser Baby machen können!", schrie sie Frank entgegen.

„Ich gehe da nicht hin, geh' du, wenn du willst. Meine Entscheidung steht fest. Ich möchte darüber nicht mehr reden!"

Mit diesen Worten stand Frank auf und verließ die Wohnung.

Lilli blieb sprachlos sitzen und konnte das Verhalten ihres Mannes nicht verstehen. Verzweifelt rief sie ihre Mutter an und bat sie, gemeinsam mit ihr zur Beisetzung zu gehen. Für ihre Mutter war es selbstverständlich, sie zu begleiten. In der Hoffnung, sich abzulenken, begann Lilli, das Kinderzimmer aufzuräumen und sich um die Wäsche zu kümmern. Sie schmierte Brote zum Abendessen und setzte sich mit Tim an den Tisch, um mit ihm zu essen. Lilli bekam keinen Bissen hinunter und schob ihren Teller beiseite. Tim hingegen war heute besonders hungrig und aß auch noch ihr angebissenes Brot auf.

Tim saß gerade vergnügt mit all seinen Enten und Fischen in der Badewanne und spielte, als Frank später am Abend nach Hause kam. Der große Bruder hatte sich offensichtlich damit abgefunden, dass er kein lebendiges Geschwisterchen bekommen würde. Jedenfalls nicht sofort. Ab und zu sprach er noch von dem toten Baby, aber in den letzten Wochen war es zunehmend weniger geworden, wenngleich er Lillis Traurigkeit durchaus bemerkte.

Frank ließ es sich nicht nehmen, Tim nach dem Abtrocknen und Anziehen ins Bett zu bringen. Er verlor kein Wort über das Gespräch vom Nachmittag, als er sich später zu Lilli aufs Sofa setzte.

„Möchtest du Tee mit mir trinken?", fragte er mit zärtlicher Stimme.

Eine Frage, die immer einen Waffenstillstand einläutete. Lilli bejahte, hatte sie jetzt doch keine Kraft mehr, sich auf weitere Diskussionen einzulassen.

Als der dampfende Tee auf dem Tisch stand und Lilli schon schweigend eine Tasse getrunken hatte, ergriff Frank als Erster das Wort:

„Wegen heute Mittag", sagte er, „wenn du es unbedingt willst, komme ich zur Beerdigung mit."

„Das ist nicht mehr nötig, meine Mutter geht mit mir, ich habe sie gefragt", meinte Lilli.

„Bist du sicher?", fragte Frank.

Lilli war sich sicher, wollte sie ihren Mann doch nicht zwingen, etwas zu tun, was er im Grunde nicht wollte, auch wenn sie ihn nicht wirklich verstand, warum das so war.

Die Tage bis zur Bestattung des Babys brachten Lilli wieder an den Rand dessen, was sie ertragen konnte. Abermals empfand sie eine

Leere, die sie ins Bodenlose hinunterzog. Krampfhaft versuchte sie, zumindest dem kleinen Tim gerecht zu werden. Sie spielte mit ihm Memory und ließ ihn gewinnen. Teilnahmslos malte sie mit ihm Bilder und schaute mit ihm Zeichentrickfilme. Zu mehr war sie einfach nicht in der Lage.

Am Tag der Beerdigung holte ihre Mutter sie mit dem Auto ab. Mit klopfendem Herz saß Lilli neben ihr. Sie wollten in dem Blumenladen vor dem Friedhof noch etwas kaufen, das sie dem Baby mit auf die Reise geben wollten. Im Laden stand Lilli hilflos vor der Auswahl an Schnittblumen.

„Was mache ich hier nur?", dachte sie. „Hier sollte ich doch wirklich nicht sein. Anstatt Strampelanzug und Söckchen auszusuchen stehe ich hier und weiß nicht, welche Grabbeigabe ich nehmen soll."

Lillis Mutter nahm ihre Hand und drückte sie. „Sollen wir die weißen Rosen nehmen?", fragte sie.

Lilli willigte ein, war es ihr doch im Grunde egal. Lillis Mutter ließ zwei kleine Sträußchen binden. Eines mit einem fröhlichen Windrädchen und eines mit einem Schmetterling.

Auf dem Weg zur Einsegnungshalle griff Lilli nach dem Sträußchen mit dem Schmetterling. Sie umklammerte es so fest, dass ihr die Dornen der Rose tief in die Hand stachen. Doch den Schmerz nahm Lilli kaum wahr.

Sie kamen an dem Grabfeld für fehlgeborene Kinder vorbei. Es lag unmittelbar vor der Einsegnungshalle. Als Lilli das bereits ausgehobene Loch für die Urne sah, konnte sie sich nicht mehr beherrschen. Die Tränen flossen ihr nur so das Gesicht hinunter. Lilli war geschockt, dieses Loch zu sehen, weil sie sich keine Vorstellung davon gemacht hatte, was sie erwarten würde.

Mit den Worten „Lass uns weiter gehen, Lilli!" hakte ihre Mutter sie fest in ihren Arm ein, und so gingen sie Arm in Arm zur Einsegnungshalle, vor der schon eine evangelische Pfarrerin und ein katholischer Pfarrer standen.

Warmherzig wurde ihnen die Hand gereicht und sie wurden begrüßt. Es kamen noch einige Frauen und Männer, und sie begaben sich in die kleine Halle, wo die Urne zwischen liebevoll gestalteten

Blumengebinden stand. Beide Geistliche hielten kurze Reden, von denen Lilli nicht viel mitbekam. Ihre Augen waren auf die Urne gerichtet.

War hier die Asche ihres Kindes mit der Asche anderer Kinder? Der Gedanke erschreckte sie. Warum konnte sie kein eigenes Kindergrab haben? Wäre das denn gegangen? Warum musste der kleine Babykörper verbrannt werden? Keine schöne Vorstellung, dass ihr Kind im Feuer verbrannt worden war, dass seine Haut und Knochen zu Asche zerfallen waren, vermischt mit den anderen Babys.

Die Totenglocke hatte zu läuten begonnen. Wenig später wurde die Urne in die Erde hinabgelassen, ein Gebet wurde gesprochen und die Angehörigen verabschiedeten sich in aller Stille von ihren Babys. Lilli murmelte das Vaterunser leise mit, aber sie wollte nicht zu einem Gott beten, der es zuließ, dass kleine, ungeborene Babys sterben mussten. Zu einem Gott zu beten, der erst Kinder entstehen ließ, um sie dann tot zu gebären. Sie wollte nicht mit einem Gott Zwiesprache halten, der ihr das Kind nahm und sie in große Verzweiflung und Perspektivlosigkeit stürzte.

Mutter und Tochter warfen die Blumen in das Grab. Für wenige Augenblicke legte sich eine tiefe Erleichterung über Lilli. Sie hatte es geschafft bis zu diesem Tag, an dem ihr Kind zu Grabe getragen wurde. Nun würde sie es sicher auch schaffen, die nächsten Tage hinter sich zu bringen.

Lillis Mutter entzündete zwei Teelichter, die sie aus ihrer Tasche genommen hatte, und stellte sie mit zitternden Händen neben das Grab. Lilli war unfähig, sich zu bewegen. Sie nahm lediglich am Rande wahr, dass sie mit ihrer Mutter nun noch alleine an der Grabstätte stand. Mutter und Tochter traten vom Grab zurück. Lilli hielt eine letzte Rosenblüte fest in ihrer Faust, die sie schnell in die Manteltasche steckte. Hand in Hand gingen sie zurück zum Auto.

„Lass uns noch etwas trinken gehen, Mama. Ich kann noch nicht nach Hause!", bat Lilli ihre Mutter, und so saßen sie noch einige Stunden in einem nahegelegenen Café und unterhielten sich leise.

Lilli war ihrer Mutter in dieser Zeit so nahe wie schon lange nicht mehr. Sie spürte die Liebe ihrer Mutter deutlich und intensiv. Das Urvertrauen, das sie verloren geglaubt hatte, tauchte blass auf, verschwand aber schnell wieder. Ein zweites Mal an diesem Tag schöpfte sie ein wenig Zuversicht, dass sie es schaffen würde, aus dieser Krise wieder herauszukommen.

Den Weg zurück nach Hause saßen die beiden Frauen still im Auto, beide in Gedanken versunken.

Die nächsten Wochen waren für Lilli, abgesehen von wenigen Momenten, ein großer Kampf um Normalität. Sie zwang sich nun immer öfter, Tim von der Kita abzuholen. Jedoch verloren weder Erzieherinnen noch andere Eltern ein Wort über das, was ihr widerfahren war. Niemand sprach sie an oder fragte sie, wie es ihr jetzt gehe.

Lilli verletzte dieses Verhalten sehr. Sie nahm es als Desinteresse ihrer Mitmenschen war. Dass viele der Eltern sehr betroffen waren, es aber nicht zum Ausdruck bringen konnten, war ihr nicht bewusst. Erst Jahre später würde sie dieses Verhalten deuten können.

Lilli gab sich große Mühe, wieder am „normalen" Leben teilzunehmen, doch dazu musste sie sich zusammenreißen. Sie konnte sich nicht noch weiter gehenlassen, sich dem Schmerz nicht noch tiefer ergeben. Das war ihr klar geworden.

Da war noch ihr altes Leben, das bis vor einigen Wochen vollkommen in Ordnung gewesen war. Lilli funktionierte. Sie bewältigte den Alltag und den Haushalt irgendwie, um dann nachts wachzuliegen und ihren Tränen freien Lauf zu lassen.

Fast jeden Morgen, wenn sie Tim zur Kita gebracht hatte, ging sie zum Friedhof – bei Regen und bei Sonne. Sie wurde magisch angezogen von dem kleinen Kindergrabfeld, das so bunt und liebevoll geschmückt war. Eltern und Geschwisterkinder brachten Autos und Bärchen, oft auch kleine, selbst gestaltete Steine mit Namen und Todesdaten. Bunte Windrädchen drehten sich monoton und gleichgültig mit dem Wind. Viele Stunden verbrachte Lilli dort. Oft schaute sie gedankenverloren in den Himmel.

Die Sonnenstrahlen wärmten zwar ihre Haut, drangen aber nicht bis zu ihrem Herzen vor. Wann immer Lilli in aller Stille mit ihrem Baby sprechen konnte, erfüllte sie oft eine innere Ruhe, die ihr Kraft und Mut für den Heimweg gab.

Der Hochsommer zeigte sich in voller Pracht und bescherte den Menschen eine Rekordhitze. Sie war an manchen Tagen nur im kühlen Nass erträglich. Hin und wieder ging Lilli mit Tim ins Schwimmbad, um ein wenig Ablenkung zu finden und dem kleinen Jungen eine Freude zu machen. Oft plagte sie aber das schlechte Gewissen, das Kind zu sehr in ihre Traurigkeit hineinzuziehen.

Auch wenn Lilli es nicht wollte, bekam Tim viel zu viel von ihrer Trauer mit. An einem besonders heißen Nachmittag saß Lilli am Rande des Kinderbeckens und schaute dem ausgelassenen Treiben der Kinder im Wasser zu. Hin und wieder huschte ein Lächeln über ihr Gesicht, so glücklich spielten die Kleinen. Tim hatte einige Kitakinder aus seiner Gruppe getroffen, mit denen er sich amüsierte.

Die Eltern der Kinder trauten sich aber nicht, Lilli zu begrüßen, und so saß Lilli lange alleine am Rand des Schwimmbeckens. Sie trug noch immer ihren Schwangerschaftsbadeanzug, weil ihre Rundungen noch nicht zurückgegangen waren.

Ein junger Mann setzte sich neben sie, um seinen Sohn im Wasser zu beobachten. Er begann ein lockeres Gespräch mit Lilli.

„Ist ganz schön beschwerlich bei diesem heißen Wetter und dem Babybauch. Wann ist es denn so weit?", fragte er mit einem Lächeln.

Lilli verschlug es die Sprache. Darauf war sie nicht vorbereitet gewesen. Was sollte sie darauf antworten? Ihr Puls raste und sie spürte ihr Herz sogar in ihren Ohren pochen. Instinktiv berührte ihre Hand den leeren Bauch. Der nette junge Mann sah sie erstaunt an.

Als Lilli ihre Sprache wiedergefunden hatte, antwortete sie: „Ich bin nicht mehr schwanger. Nur mein Bauch sieht noch so aus. Mein Baby kam vor einigen Wochen tot zur Welt."

Sichtlich berührt erwiderte der Mann: „Oh, das tut mir leid."

Ein weiteres Gespräch kam danach nicht mehr zustande. Sie saßen noch eine Weile schweigend nebeneinander. Dann verabschiedete sich der junge Mann in knappen Worten von ihr. Benommen saß Lilli regungslos am Beckenrand, bis sie sich wieder gefasst hatte.

Noch im kommenden Monat lag der errechnete Geburtstermin vor ihr. Der Tag, vor dem ihr so sehr graute. Drei Monate waren seit der Geburt vergangen. Wie würde sie damit umgehen können, den eigentlichen Geburtstag hinter sich zu bringen, der so fröhlich hätte werden sollen? Auch Frank hing oft seinen Gedanken nach, das beobachtete Lilli immer wieder.

Als der besagte Geburtstermin herangekommen war, beschlossen Lilli und Frank, dass sie an diesem Vormittag einen langen Spaziergang machen, vielleicht einen Kaffee trinken und sich nicht unter Stress setzen lassen wollten. Nachdem sie Tim in die Kita gebracht hatten, fuhren sie zum nahegelegenen See, der ruhig und erhaben vor ihnen lag. Irgendwie fehlten ihnen die Worte, denn sie wussten nicht wirklich, was sie sagen sollten. Sie fühlten sich beide verloren und gingen in einvernehmlichem Schweigen nebeneinander her. Sie drehten viele Runden, bis sie sich entschlossen, wieder nach Hause zu fahren.

Eine seltsame Atmosphäre umgab sie an diesem Tag. Lilli konnte ihre Gefühle und Gedanken nicht greifen. In ihrem Hals saß ein Kloß, der nicht weichen wollte. Sie hatte eine Starre eingenommen, die sich nur sehr langsam aufzulösen schien.

Erleichtert schlief sie in dieser Nacht schnell ein und wachte erst am nächsten Morgen auf. Der erste Tag, an dem Lilli ausgeruht und einigermaßen frisch erwachte, lag vor ihr. Doch auch an diesem Tag holten sie schwermütige Gedanken wieder ein. Der Augenblick der Zuversicht, der sie kurz nach dem Erwachen überrascht hatte, war schnell verflogen.

In den folgenden Monaten wechselten sich Trauer und Wut gegenseitig ab. Lilli fühlte sich launisch und unausstehlich, was sie für ihre Mitmenschen wohl auch war. Aber sie war nicht in der Lage, einen Ausweg zu finden. Sie versuchte gar nicht erst, mit anderen in Kontakt zu treten, sondern kapselte sich zunehmend mehr ab.

Stundenlang saß Lilli auf dem Balkon und starrte in den Himmel. Hin und wieder schenkte sie Tim einen halbherzigen Blick und beobachtete ihn mit glasigen Augen beim Spielen. Der Kleine kam immer wieder zu ihr gelaufen und hauchte ihr ein liebevolles Küsschen auf die Wange, um sich schnell wieder seinem Spiel zu widmen.

Einmal fragte er seine Mama, warum sie immer wieder anfange zu weinen. Sie konnte ihm keine Antwort geben.

Ein Jahr war vergangen. Ein Jahr, das Lilli bis an ihre Grenzen gebracht hatte. Sie selbst hatte sich von einer vollkommen unbekannten Seite kennengelernt. Und ihre Ehe wurde auf eine harte Probe gestellt.

Lilli hatte ihrem Mann den Vorwurf gemacht, nicht wirklich um das Kind zu trauern und zu schnell zur Normalität zurückgekehrt zu sein. Doch Frank hatte seine eigene Art, mit dem Geschehenen klarzukommen. Er machte es mit sich selbst aus und brauchte die Gespräche nicht, die für Lilli fast lebensnotwendig geworden waren.

Seinen Sohn verloren zu haben war für Frank genauso schmerzhaft gewesen wie für Lilli. Lange hatte es gedauert, dass sie es akzeptieren konnte, einen anderen Trauerweg als ihr Mann zu beschreiten. Doch irgendwann wurde ihr klar, dass sie sich in ihrer eigenen Trauer gegenseitig nicht helfen konnten. Sie beide hatten lernen müssen, den Verlust des Babys als gegeben hinzunehmen. Jeder auf seine Weise und in seinem eigenen Tempo. Es war ein schmerzhafter und langwieriger Prozess.

Frank war Lilli in dieser Zeit dennoch eine große Stütze gewesen. Seine Art, die Dinge nicht zu zerreden, hatte Lilli immer wieder auf den Boden der Tatsachen zurückgeholt. Wenn er sich zu oft auf ihre Trauer eingelassen hätte, wäre Lilli nur noch tiefer in sich und ihre Gedankenwelt versunken. Er versuchte, sie oft zum Lachen zu bringen, auch wenn ihr zum Weinen war. Häufig gelang es ihm. Dann hellten sich Lillis blaue Augen für einen kurzen Augenblick auf und ließen neuen Lebensmut erahnen.

An einem kalten, grauen Morgen stand Lilli wieder einmal vor dem Grabfeld, das sie noch immer fast jeden Tag besuchte. Viele weitere Windrädchen, Engelchen und kleine Kuscheltiere hatten auf dem Grab einen Platz erhalten. Wie viele Kinder hinzugekommen waren, fragte sich Lilli inzwischen nicht mehr.

Sie entzündete das weiße ewige Licht, das sie jedes Mal für ihren kleinen Jungen dabei hatte, und stellte es zwischen die vielen anderen Lichter. Das Licht der Kerzen fand nur langsam seinen Weg durch diesen düsteren Morgen. Der Frühling hätte schon längst seine ersten Boten hervorbringen sollen, aber er ließ auf sich warten.

Lilli sehnte sich nach der wärmenden Sonne und nach den Sonnenstrahlen, die am Morgen schon einen freundlichen Tag versprachen. Lange genug hatte der Winter gedauert, mit seinen grauen Wochen und Monaten. Sie wollte die Tage nicht mehr haben, an denen es nicht wirklich hell wurde. Das Grau, das vom Morgen in den Mittag überging, um den Abend noch düsterer werden zu lassen.

Das Grau und der ständige Nebel verschluckten die Farben und verwischten sie, bis sie zu einem einzigen Fleck wurden und im Dunkeln verschwanden.

Lilli fror am ganzen Körper, sie musste sich bewegen. Und so beschloss sie, noch eine große Runde auf dem Friedhof zu drehen. Ihr Rundgang sollte sie bis zum Grab ihrer Großeltern bringen, die gestorben waren, als sie selbst fast noch ein Kind gewesen war. Dennoch verband Lilli viele schöne Erinnerungen an die Zeit, die sie mit ihnen verbracht hatte.

Sie bog in den geschwungenen Weg ein, der sie an einer mit Reif bedeckten Wiese vorbeiführte. Der Nebel, der dicht über der Grasoberfläche schwebte, löste sich allmählich auf. Lilli sog die Stille und die Ruhe tief in sich ein. Die kalte Luft durchströmte Lillis Lungen, sie atmete tief und gleichmäßig im Rhythmus ihrer Schritte.

Flink kletterte ein kleines Eichhörnchen einen Baumstamm hinauf, bis es in den Zweigen verschwand. Ein Lächeln huschte über Lillis Gesicht. „Wie schön es doch sein kann, das Leben", dachte sie.

Das Laufen tat ihr richtig gut. Doch heute war es anders. Meist konnte sie ihre Gedanken ordnen und ein wenig Klarheit in das Chaos bringen, das sich noch immer in ihrem Gehirn breit machte. Doch heute dachte Lilli nichts.

Irgendwie ging es ihr gut. Befreit, getröstet, warum auch immer – Lilli konnte sich das Gefühl nicht erklären, aber es tat ihr gut. Der Anblick der Wiese, der aufsteigende Nebel, die zu erahnenden Sonnenstrahlen und nicht zuletzt das Eichhörnchen gaben Lilli Energie. Energie, die sie schon lange nicht mehr gehabt hatte.

Gedankenfrei lief und lief sie, immer weiter, bis sie an dem Grab angekommen war. Die vereisten Rosenköpfe hingen schwer an ihren Stielen, und die Erde war hart gefroren trotz des Laubes, das der

Baum neben der Grabstätte abgeworfen hatte. Einen trostlosen Anblick bot das Grab.

Lilli begann am ganzen Körper zu frieren, und das positive Gefühl
der letzten Minuten drohte zu entschwinden. Sie wollte nur noch
schnell weg. Und so lief sie rasch zurück. Vorbei an der Wiese, die
nun befreit vom Nebel vor ihr lag und ihr Grün zaghaft preisgab.
Kurz vor dem Parkplatz glaubte sie, die Spitze eines Krokus erahnen
zu können.

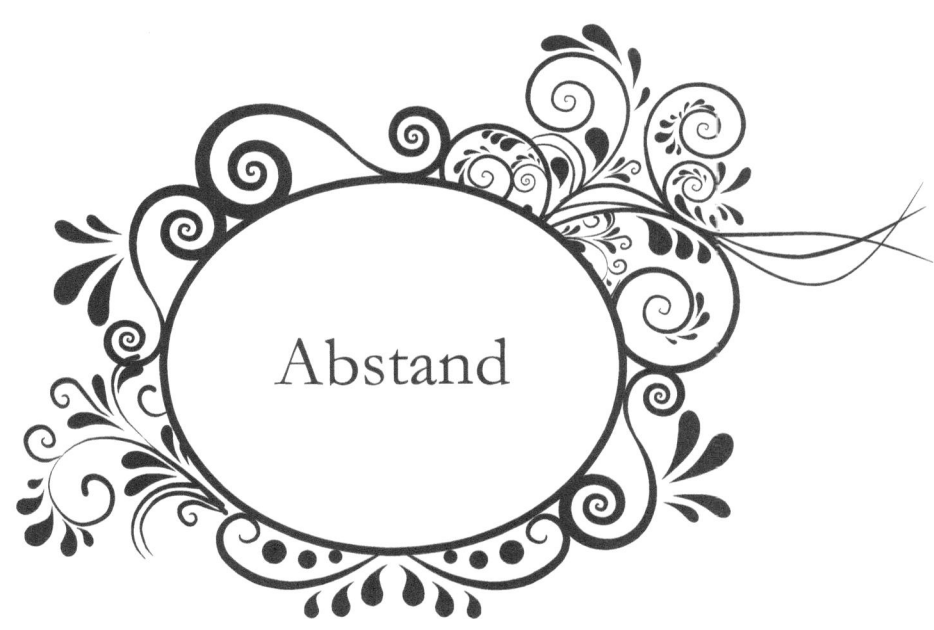

Abstand

Langsam rieselte der Sand durch Lillis Finger. Die Sonne war schon sehr stark an diesem Tag. Spontan hatten sie sich entschieden, mit Tim ans Meer zu fahren. Frank konnte sich bei der Arbeit ein paar Tage frei nehmen. Er war der Meinung, dass ihnen ein kleiner Urlaub gut tun würde.

Zwar ging es Lilli schon ein wenig besser, doch nach wie vor wälzte sie viele trübsinnige Gedanken. Wie schwarze Regenwolken hingen sie über ihr und entluden sich regelmäßig mit aller Kraft.

Sie hatten einfach ein paar Kleider in die Taschen gepackt und waren an die Küste nach Belgien gefahren, so wie sie es kurz nach ihrer Hochzeit getan hatten. Damals war es Lillis Idee gewesen, und dieses Mal hatte Frank sie damit überrascht. Frank und Lilli genossen die Zeit am Meer, Tim spielte die meiste Zeit im Sand und war rundum zufrieden.

Mit einem Lächeln beobachtete Lilli, wie Frank mit Tim Muscheln sammelte. Sie hatten den Sandeimer schon fast voll, konnten aber noch immer nicht aufhören. Sie fanden immer wieder eine Muschel, die noch schöner war. Die Sonne suchte sich langsam ihren Weg durch die Wolken und der Wind blies die Wolken vor sich her, bis sie weit über dem Meer verschwanden.

Lilli stand auf. Sie genoss die milde Luft, das Meeresrauschen und die Wärme auf ihrer Haut.

In wenigen Wochen nur jährte sich der Todestag ihres Babys nun schon zum zweiten Mal. Lilli war sich sicher gewesen, dass sie zu dieser Zeit längst wieder schwanger sein würde. Doch bis jetzt hatte sich noch keine weitere Schwangerschaft eingestellt.

In diesem Zyklus hatte sie die Hoffnung allerdings noch nicht aufgegeben. Ihre Periode hätte Lilli schon ein paar Tage vor der Fahrt nach Belgien bekommen sollen. Doch bis heute waren die roten Tage ausgeblieben. Also wagte Lilli zu hoffen, dass es geklappt haben könnte und sie bereits schwanger sei.

Eigentlich hätte Lilli damals gleich wieder ein Baby bekommen wollen. Doch die Ärzte hatten ihr abgeraten. So hatte sie, schweren Herzens, fünf Monate die Antibabypille genommen und war davon ausgegangen, dass es nach dem Absetzen der hormonellen Verhütung gleich wieder klappen würde.

Zuerst hatte sich Lilli keine größeren Gedanken darum gemacht, dass es länger dauern könnte, bis sie wieder ein Baby bekommen würde. Sie ging davon aus, dass sie sofort empfangen würde. Aber nun waren fast eineinhalb Jahre vergangen.

Lilli war ungeduldig und hatte schon alle möglichen Methoden ausprobiert: den Zyklusmonitor, der ihr die fruchtbaren Tage anzeigte, die Zervixschleim-Methode und die Temperaturmessung. Sie hatte heimlich Vitamine und Mönchspfeffer genommen, beides sollte empfängnisfördernd sein. Aber alles war erfolglos geblieben. Sogar in der Kinderwunschklinik hatte sie sich schon einen Termin geben lassen, mit einer Wartezeit von unglaublichen sieben Monaten.

Und dann fragte sich Lilli zwischenzeitlich immer, ob es an ihr läge. Ob ihr Körper noch nicht wirklich bereit sei, ein neues Baby aufzunehmen. Ein anderes Baby.

Wollte sie denn wirklich, ganz, ganz wirklich ein anderes Baby bekommen? Oder wäre es nur ein Ersatz? Und jeden Monat dann kam zur Trauer die Enttäuschung darüber, dass sich keine neue Schwangerschaft eingestellt hatte. Lillis Trauer war immer noch sehr groß. Sie weinte noch mit jeder Faser ihres Körpers um ihren kleinen Jungen. Hatte ein neues Baby da überhaupt Platz?

An vielen Tagen manövrierte sich Lilli direkt nach dem Aufstehen in die unendlichen Tiefen ihrer Seele. In jenen Stunden verlor sie sich, wie damals, als sie die Entscheidung getroffen hatte, das Baby sterben zu lassen. Nur langsam und qualvoll gelang es ihr dann, wieder zurück in den Alltag zu finden und am Leben ihrer kleinen Familie teilzunehmen. Doch diese Tage wurden mit der Zeit weniger.

Und heute ging es ihr richtig gut. Sie konnte den Tag am Meer so wunderbar genießen. Sie liebte das Meer über alles, und ihr Mann hatte mit diesem spontanen Kurzurlaub genau das Richtige gefunden, um sie von ihrem Gedankenkarussell loszureißen.

Immer wieder schweifte ihr Blick über den Steg weit in die Ferne bis zum Horizont. Dort verweilten ihre Gedanken in der Sonne, bis sie die ungeduldigen Rufe von Vater und Sohn hörte.

Tim hielt voller Begeisterung ein großes Stück Treibholz in die Luft und kam auf sie zu. Barfuß machte sich Lilli auf den Weg zu ihrer Familie. Tim war so voller ausgelassener Freude, dass er ihr so schnell er konnte mit ausgestreckten Armen entgegenlief. Eine Mischung aus Rührung, Freude, Trauer und Hoffnung trieb Lilli die Tränen in die Augen. Doch bei dem scharfen Wind erkannten das in diesem Moment weder Tim noch Frank.

Gemeinsam liefen die drei noch lange am Strand entlang, betrachteten die Möwen bei ihren waghalsigen Manövern über der Meeresoberfläche und schauten voller Bewunderung den Windsurfern zu, bis sie sich müde und hungrig auf den Weg zurück ins Hotel machten.

Nachdem sie alle ausgiebig geduscht hatten, begaben sie sich gut gelaunt in das hoteleigene Restaurant. Tim bekam sein Schnitzel mit einer extra großen Portion Pommes mit Ketchup, Frank die Seezunge und Lilli einen Salat mit Riesengarnelen. Zum Schluss ein Kindereis und zwei Espressi. Frank und Tim machten unendlich viel Quatsch am Tisch, und Lilli musste immer wieder mitlachen.

Sie genossen die Zeit zu dritt, und für einige Stunden dachte Lilli an nichts anderes mehr. An diesem Abend gelang es ihr, all ihre negativen Gedanken auszublenden und die schönen und glücklichen Momente zu genießen. Mehr noch. Für einen kurzen Augenblick empfand sie eine tiefe Ruhe und Gelassenheit in sich.

Von der Hotelterrasse aus schauten sie noch lange auf das Meer hinaus. Die Sonne war untergegangen, die letzten Strandbesucher fort und die Sonnenliegen aufgestapelt. Tim war bereits auf Franks Arm eingeschlafen, als sie müde und zufrieden zurück auf ihr Zimmer gingen.

Zum ersten Mal seit dem Tod des Babys vor fast zwei Jahren hatte Lilli einen wunderschönen Tag verbracht, an dem sie kein schlechtes Gewissen hatte. Entspannt setzten sich Frank und Lilli auf den Balkon des Hotelzimmers, der eine wunderbare Aussicht auf das Meer bot. Die Stühle dicht aneinandergestellt verbrachten sie noch viel Zeit miteinander. Hin und wieder unterhielten sie sich leise miteinander, um dann wieder zufrieden auf das unendliche Wasser hinauszublicken. Es war eine angenehme Stille, die sie umgab. Eine Stille, die keiner Worte bedurfte, weil alles gut und angenehm war. Nur selten erlebte man diese Einvernehmlichkeit mit einem anderen Menschen, und Lilli wusste, dass sie so lange wie möglich an dieser Stille festhalten wollte.

Frank lächelte Lilli an, und Lilli lächelte zurück. Eng umschlungen gingen sie nach drinnen.

Am nächsten Morgen erwachte Lilli als Erste. Frank schnarchte leise vor sich hin, und Tim schlief in seinem Bett im Nebenzimmer. Die Meeresluft bekam ihm gut und ließ ihn endlich einmal fest und lange schlafen.

Lilli bemerkte ein leichtes Ziehen im Unterleib, das sie aber erst nicht richtig zur Kenntnis nehmen wollte. So drehte sie sich um und versuchte noch einmal einzuschlafen, was ihr allerdings nicht gelang. Nachdem sie sich hin und her gewälzt hatte, beschloss sie aufzustehen und ging ins Bad. Das Ziehen in ihrem Unterleib, das ihr so vertraut war, ließ sich nicht mehr verdrängen.

Zuerst ging Lilli ausgiebig duschen, um Zeit zu gewinnen und der Realität nicht ins Auge sehen zu müssen. Doch dann konnte sie es nicht weiter hinauszögern. Der Gang zur Toilette brachte ihr die Bestätigung: Blut auf dem Toilettenpapier.

Die zarte Hoffnung, die Lilli gehegt hatte, dass sie schwanger sein könnte, hatte sich in Luft aufgelöst. Es hatte wieder nicht geklappt. Tränen schossen ihr in die Augen. Eingewickelt in das Badetuch saß sie auf dem Badewannenrand und starrte ins Leere. Das gute Gefühl der letzten Tage war dahin. Der gestrige Abend, der ihr so gut getan hatte, fühlte sich falsch und verlogen an.

Mit einem Mal war sie wieder da, die unerfüllte Sehnsucht. Diesmal in doppelter Form – nach dem Baby, das nicht bleiben durfte, und dem Baby, das noch nicht kommen konnte.

„Es könnten auch Schmierblutungen sein", versuchte sie sich einzureden und begann sich anzuziehen. Ihre innere Stimme der Enttäuschung hatte allerdings schon die Gewissheit, dass dem nicht so war.

Tim war mittlerweile wach geworden und hämmerte wild gegen die Badezimmertür. Nur widerwillig öffnete Lilli. Der kleine Junge stürmte an ihr vorbei, als sie das Bad verließ.

Frank war bereits angezogen und begrüßte Lilli freudestrahlend. Sofort bemerkte er allerdings Lillis Gemütsverfassung, die er sich im ersten Moment nicht erklären konnte. Er überließ sie ihren Gedanken und machte sich auf den Weg ins Bad. Wenig später gingen sie gemeinsam zum Frühstück.

Lilli konnte kaum einen Bissen vom reichhaltigen Frühstücksbuffet hinunterbringen. Dafür trank sie Unmengen Kaffee. Tim verschlang mehrere Nutellabrote und trank zwei Tassen Kakao. Danach machte er sich auf, um in der Kinderspielecke mit den Legobausteinen den höchsten Turm aller Zeiten zu bauen.

„Was ist los, Lilli?", wollte Frank wissen. „Gestern haben wir einen so schönen Tag und Abend verbracht, und heute bist du unausstehlich! Rede mit mir!"

„Ich habe meine Mens bekommen", antwortete Lilli kaum hörbar.

Ein großer Seufzer entfuhr Frank, und schon brach Lilli in Tränen aus. Frank wusste in diesem Augenblick nicht, was er sagen sollte. Natürlich war ihm klar, wie sehnlichst sich Lilli noch ein Baby wünschte. Und wie lange sie es jetzt schon versuchten. Auch er wollte gerne noch ein Kind, aber nicht so unbedingt und schon gar nicht erzwingen. Er mochte diese monatlichen Ausbrüche auch nicht mehr ertragen. Gleichzeitig wollte er seiner Frau aber auch nicht wehtun und sie in ihrem Kummer nicht noch zusätzlich verletzen.

Wie konnte er also die richtigen Worte finden? Seine Frau hatte schon genug durchgemacht und er war, weiß Gott, froh, dass sie sich allmählich gefangen hatte.

Gedankenverloren schaute er aus dem Fenster. Der Himmel versprach einen weiteren wunderschönen Tag. Er traute sich nicht mehr, Lilli anzuschauen. Behutsam legte er sich die Worte in seinem Kopf zurecht. Doch sie wollten ihm nicht über die Lippen kommen.

Lange saßen sich Lilli und Frank schweigend gegenüber. Sprachlos, weil jedes gesprochene Wort zu viel gewesen wäre. Von der angenehmen Stille des Vorabends war nichts mehr zu spüren.

In ihr Schweigen hinein rief Tim ein überlautes: „Mama, Papa, schaut mal!", und zeigte auf einen überdimensional hohen Turm, der kurz vor dem Einstürzen war. Als sie sich umdrehten, fiel er mit lautem Krachen auch schon in sich zusammen. Alle Besucher des Restaurants drehten sich nach Tim um, der sich selbst applaudierte und bis über beide Ohren strahlte.

Lilli wollte nur noch weg. Sie stand so abrupt auf, dass ihr Stuhl fast hinter ihr umfiel. Ohne weitere Worte ließ sie Tim und Frank alleine zurück.

Als Frank später mit Tim zurück ins Zimmer kam, hatte Lilli sich wieder gefasst. Gemeinsam verbrachten sie den Tag mit Tim auf dem Spielplatz und am Strand. Aber es wurde kein so schöner und unbeschwerter Tag wie zuvor.

Als sich die Gemüter wieder beruhigt hatten, suchte Frank das Gespräch mit Lilli.

„Schatz, wir können so nicht weiter machen. Du machst dich und mich mit dem Schwangerwerden noch wahnsinnig. Ich kann das nicht, und ich möchte das auch nicht mehr. Sex, mehr oder weniger nach Plan, immer wieder Hoffen und Bangen, ob es geklappt haben könnte. Mir wird das zu viel!"

Frank machte eine kurze Pause und sagte dann:

„Ich möchte nicht mehr vergebens hoffen! Wenn es passiert, ist es ok, aber sonst will ich nichts Weiteres mehr tun, außer unser Leben zu führen. Mit dir und unserem Sohn."

Lilli saß regungslos da, als sie Franks Worte hörte. Damit hatte sie nicht gerechnet.

„Aber Frank, ich kann doch meinen Kinderwunsch nicht mit einem toten Kind abschließen. Ich habe noch genug Kraft, um auf ein weiteres Kind zu hoffen. Frank, diese Hoffnung kannst du mir doch nicht nehmen! Das Gefühl, noch einmal Mutter zu werden, ist so kostbar!", brach es aus Lilli heraus. Sie hatte den Sinn in Franks Worten nicht verstanden.

Frank blickte Lilli eindringlich an:

„Lilli! Ich will dir doch die Hoffnung nicht nehmen. Ich möchte dir nur den Druck nehmen. Natürlich können wir noch ein Kind bekommen. Dann, wenn es kommen soll. Wir können es aber nicht erzwingen, verstehst du? Ich bin mir sicher, dass wir noch ein Baby haben werden, irgendwann. Aber nicht unter diesen Bedingungen. Unter diesem Druck. Lilli, versteh' mich doch!"

Lilli verstand es mit ihrem Kopf. Aber in ihrem Herzen sah es anders aus. Doch wie so oft hatte Frank Recht. Wieder einmal war sie an einen Punkt gekommen, an dem sie merkte, dass sie so nicht weitermachen konnte.

Natürlich wollte sie auch weiterhin versuchen, ein Kind zu bekommen. Aber sie merkte, dass sie dieser Wunsch vereinnahmte wie die Trauer um das verlorene Baby. Dem musste sie entgegenwirken, damit sie sich nicht noch einmal ins Bodenlose stürzte. Irgendwie musste es weitergehen.

Frank hatte bis jetzt sehr viel Liebe und Geduld aufgebracht, aber noch mehr konnte sie ihm nicht zumuten. Erst kürzlich hatte sie im Internetforum eine Diskussion verfolgt, in der es darum ging, dass nach dem Verlust eines Kindes viele Ehen zerbrachen. Zu viel Schmerz, unausgesprochene Worte und Trauer trieben die Paare in unterschiedliche Richtungen. Und viele konnten das nicht aushalten. Nur schwerlich hatte Lilli es akzeptieren können, dass Frank seinen Weg der Trauer anders gegangen war als sie.

Mit dem Kinderwunsch war es nun ähnlich. Die zarten Bande, die nach dem ersten Jahr der Trauer wieder gewachsen waren, hatten sich in ihrer Beziehung manifestiert und sie als Paar gestärkt. Dies durfte sie auf keinen Fall aufs Spiel setzen. Sie liebte Frank sehr und war ihm unendlich dankbar für den Halt, den er ihr gegeben hatte.

Als der Alltag nach dem Urlaub zurückgekehrt war, beschloss Lilli, sich wieder ihrer Arbeit als Architektin zu widmen. Was nicht hieß, den Kinderwunsch aufzugeben. Nur sollte er nicht mehr das wichtigste Ziel in ihrem Leben sein. Er sollte an eine andere Stelle rücken und nicht mehr so vordergründig sein. Das würde sie schaffen.

An ihren alten Arbeitsplatz konnte und wollte sie nicht zurück. Nachdem sie ihr Baby verloren hatte, war sie erst einmal für drei Monate krankgeschrieben gewesen. In dieser Zeit war ihr befristeter Arbeitsvertrag ausgelaufen und durch die Umstände natürlich nicht verlängert worden. Keiner ihrer Vorgesetzten oder Kollegen hatte sich bei ihr gemeldet und nach ihr gefragt. Man hatte ihre

Krankmeldungen einfach zur Kenntnis genommen. Eine Weiterbe-
schäftigung wurde nicht mehr erwähnt.

Also beschloss Lilli, ihre Pläne, die sie schon lange gehabt hatte, bevor sie schwanger geworden war, in die Tat umzusetzen. Anfänglich wagte sie sich nur zögerlich daran, ihr leerstehendes Zimmer
in Beschlag zu nehmen. Sollte dieses doch ein Babyzimmer werden
und kein Arbeitszimmer. Es gelang ihr aber, diesen Gedanken zu
verdrängen, und sie machte sich eines Morgens mit dem Fahrrad
auf den Weg zum Baumarkt.

Lilli liebte es, sich in Baumärkten umzuschauen. Die Bodenbeläge
und Fliesen mochte sie besonders gerne, Laminate und Parkettbö-
den ebenfalls. Bei den Tapeten und den Farben blieb sie dieses Mal
ungewöhnlich lange stehen und betrachtete die frischen und fröhlichen Farben.

In diesem Moment beschloss sie, dass ihr kleines Architekturbüro
einen neuen, freundlichen Anstrich bekommen sollte. Sie griff nach
mehreren zarten Grüntönen in unterschiedlichen Nuancen und
nahm sich die Musterblätter zur Ansicht mit. Frank sollte mit entscheiden dürfen, denn der würde mit der Neugestaltung des Zimmers auch einen Großteil der Arbeit haben.

Am Abend erzählte Lilli Frank und Tim von ihren Plänen. Immer
mehr Ideen sprudelten aus Lilli heraus. Wie sie die Wände gestal-
ten wollte, wo die Regale, wo der Schreibtisch und wo das Zeichen-
brett, das nun schon seit Jahren im Keller stand, hin sollten. Tim
sollte auch einen kleinen Platz bekommen, damit er immer in ihrer
Nähe zeichnen und malen konnte.

Sie suchte nach Papier und Stift und begann eine Liste mit den Sachen zu erstellen, die sie in den nächsten Tagen als Erstes erledigen
wollte, um mit einem halbwegs funktionsfähigen Büro starten zu
können. Frank sah sie begeistert an und versprach, gleich morgen
mit ihr zum Baumarkt zu fahren, um Farbe und alles Weitere kaufen
zu gehen.

Lilli konnte sich immer mehr mit ihrer Idee identifizieren. Frohen
Mutes schlief sie in dieser Nacht ein. Ohne auch nur ein einziges
Mal zu erwachen, schlug sie am nächsten Morgen mit großer Freu-

de ihre Augen auf und sah der Aufgabe entgegen, die sie sich selbst gestellt hatte.

Nach einer ausgiebigen Dusche und einer großen Tasse Kaffee machte sie sich erst einmal mit Tim auf den Weg zum Kindergarten. Frank war heute schon früh aus dem Haus gegangen, weil er in der Firma einen Termin hatte. Aber er hatte Lilli versprochen, nicht so spät Feierabend zu machen, damit sie noch vor Kindergartenende zum Baumarkt fahren konnten.

Lilli nahm mit Tim den großen Weg, der sie durch den Park am Ententeich vorbeiführte. Hand in Hand betrachteten sie die Entenfamilie. Tim war wie immer begeistert, denn die Tiere waren so zahm und zutraulich, dass er sehr nahe an die kleinen Entenküken heran konnte.

„Komm, Mama!", rief er, und schon lief er einem der Entlein hinterher, das ein wenig abseits unterwegs war und etwas vom Boden pickte. Die Entenmama kam schnatternd und schimpfend hinter Tim her, der erschrocken stehen blieb. Erstaunt sah er dabei zu, wie die Entenmama ihr Kind wieder zu den anderen zurückscheuchte.

Als Lilli Tim erreicht hatte, griff er schnell wieder nach ihrer Hand und fragte: „Was hatte sie denn?"

Lilli erklärte: „Sie hat ihr Küken beschützt. Das war alles, Tim. Sie wusste nicht, dass du ihm nichts tun wolltest. Komm, wir gehen weiter."

Sie spazierten weiter in Richtung Kindergarten. Nachdenklich ging Tim an Lillis Seite. Dann blieb er kurz stehen, blickte zu seiner Mama und fragte:

„Mama, hat sie ihr Küken beschützt wie ein Schutzengel? Bist du auch mein Schutzengel?"

„Nein, Tim, ich bin deine Mama und beschütze dich, so gut ich kann, aber dein Schutzengel, das kann ich nicht sein", antwortete Lilli nachdenklich.

Als sie am Kindergarten angekommen waren, schaute Tim seine Mama lange an und sagte schließlich: „Ok. Dann ist mein kleiner Bruder im Himmel mein Schutzengel!"

Lilli musste schlucken und brachte kein Wort mehr heraus. Sie gingen wortlos durch die Tür. Tim zog Jacke und Schuhe aus, Hausschuhe an und verabschiedete sich von Lilli wie immer mit einem dicken Kuss und einer flüchtigen Umarmung. Dann rannte er in seine Kindergartengruppe und war weg.

Lilli stand noch ein wenig nachdenklich da und schaute ihm nach. „Guten Morgen! Sie sehen heute Morgen aber gut aus!", sagte die Kindergartenleiterin zu ihr und lächelte ihr aufmunternd zu.

Lilli lächelte zurück und sagte: „Ja, es geht mir gut. Ist ein schöner Morgen heute!" Dann machte sie sich zurück auf den Heimweg.

Als Lilli zu Hause war, setzte sie sich an ihren Schreibtisch und breitete ihre Skizzenrolle aus. Sie hatte sich vorgenommen, ihr Büro erst einmal auf Papier einzurichten. Seit langem hatte sie keine Zeichenstifte mehr in der Hand gehabt. Heute aber hatte sie große Lust zu zeichnen. Es fühlte sich gut an, vor einem leeren Papier zu sitzen. Nun konnte sie alle Ideen, die in ihrem Kopf herumschwirrten, auf Papier bringen und in Linien und Formen übersetzen.

Wärme und Zufriedenheit breiteten sich in ihr aus. Langsam glitt ihre Hand über die Zeichenrolle. Seltsam vertraut fühlte es sich an. Lilli schloss die Augen und nahm den Geruch des Zeichenpapiers und der Bleiminen war. Ein Moment des Innehaltens umgab sie mit aller Kraft. Trauer, unerfüllte Sehnsucht und die Ungerechtigkeit des Lebens waren mit einem Mal verschwunden. Lilli war voll und ganz mit ihren Gedanken und mit ihrem Vorhaben verbunden. Sie lenkte ihre Energie und Konzentration auf die Umsetzung ihrer Ideen auf Papier. Erst später fiel ihr auf, wie gut es ihr gelungen war, ihre Umgebung und Gefühle für diese Zeit der Arbeit auszublenden.

Die nächsten Tage vergingen, und Lilli gewann zunehmend Zuversicht, dass sie den richtigen Schritt getan hatte. Sie fühlte sich gut und versuchte, ihre alten Geschäftsbeziehungen wieder aufzunehmen. Gleichzeitig machte sie einen ersten Entwurf für einen Flyer, der ihr kleines Büro präsentieren sollte. Bald stand wieder eine große Baumesse an. Vielleicht sollte sie sich dort mit einem kleinen Stand der Öffentlichkeit vorstellen? Die Idee gefiel ihr von Tag zu Tag besser. Sie könnte dort Projekte aus ihrer bisherigen Arbeit sowie ihr neues Geschäftskonzept ausstellen ...

Sobald Tim im Kindergarten war und Frank bei der Arbeit, setzte Lilli sich für viele Stunden an ihren Schreibtisch und vergaß alles um sich herum, um konzentriert an ihren Ideen und Konzepten zu arbeiten. Sie telefonierte viel, um Informationen zu bekommen, die ihr fehlten. Sie scheute sich nicht mehr, mit anderen Menschen in Kontakt zu treten.

Nach getaner Arbeit holte nun sie Tim regelmäßig vom Kindergarten ab. Sie unternahmen oft einen kleinen Ausflug oder aßen noch ein Eis auf der Parkbank und sahen den Enten zu. Lilli konnte sich wieder an Tim erfreuen. Er war in seinem letzten Kindergartenjahr und dem Kleinkindalter lange entwachsen, was ihr gut gefiel. Der kleine Junge war so wissbegierig, und die Unterhaltungen mit ihm forderten Lilli immer wieder heraus. Oft musste sie ihn stoppen, damit er Atem holen konnte.

Die Sehnsucht nach dem verlorenen Baby steckte immer noch tief in Lilli. Oft war die Trauer so groß, dass sie es kaum aushalten konnte. Aber sie hatte einen Weg gefunden, wie sie mit dieser Trauer umgehen konnte. Sie hatte sich angewöhnt, wenn es besonders schlimm war, alles stehen und liegen zu lassen und einfach drauflos zu laufen. Mit Tränen in den Augen lief sie dann oft stundenlang im nahegelegenen Wald, in dem sie auch ihre Wut herausschreien konnte, ohne sich zu schämen. Wenn Lilli dann müde und erschöpft zurück nach Hause kam, ging es ihr in der Regel wieder so gut, dass sie zum Alltag zurückkehren konnte.

Der Babywunsch war bei Lilli nach wie vor da. Aber nicht mehr so allumfassend und im Vordergrund. Durch den Aufbau ihres Büros war sie sehr beschäftigt und nicht mehr zu sehr auf das Thema Schwangerwerden fixiert. Sie wartete zwar indirekt darauf, dass es geklappt haben könnte, aber sie hatte sich so weit unter Kontrolle, dass sie nicht mehr aus der Bahn geworfen wurde, wenn ihre Periode einsetzte. Jetzt konzentrierte sie sich vorrangig auf ihr Büro – und auf den kleinen Tim.

Heute hatte Lilli einen Termin mit einem alten Freund vereinbart, der Grafikdesigner war. Er hatte ihr angeboten, mit ihr Geschäftspapiere und Visitenkarten zu entwerfen und sich mit den Worten „Mensch Lilli, schön, dass du wieder die Alte bist!" verabschiedet.

Das war ihr negativ aufgestoßen. Natürlich wusste sie, wie er das gemeint hatte. Dennoch blieb sie den gesamten Tag an diesem Satz hängen und wusste nicht so recht, wie sie diese Worte für sich persönlich deuten konnte. In den nächsten Stunden versuchte sie vergeblich, sich zu konzentrieren, und beendete frühzeitig ihre Arbeit.

Bevor es Zeit war, Tim vom Kindergarten abzuholen, trank Lilli noch in aller Ruhe eine große Tasse Kaffee. Mit geschlossenen Augen saß sie auf dem Balkon in der Sonne. Sie stellte sich zum wiederholten Male heute die Frage, ob sie jetzt wieder die „alte Lilli" sei.

Aber sie musste zugeben, dass sie die Antwort nicht wusste.

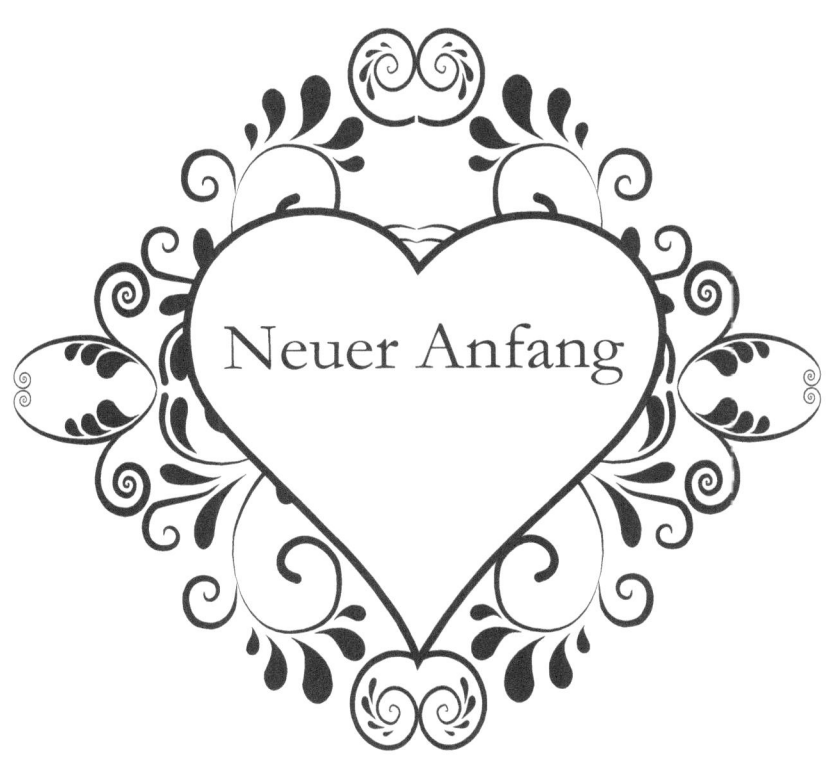

Neuer Anfang

Lilli saß auf dem Badewannenrand. Nachdem ihre Periode nun seit sechs Tagen überfällig war, hatte sie heute Morgen einen Schwangerschaftstest gekauft. Lange hatte sie gezögert, bis sie ihn endlich gemacht hatte.

Nun hielt sie das so lang ersehnte Ergebnis in der Hand. Die zwei Streifen, die sich bei einer Schwangerschaft blau färben sollten, waren deutlich zu erkennen. Aber das Hochgefühl, das sie sich in all den vielen Monaten erwartet hatte, blieb aus.

Zuerst war da ein ungläubiges Staunen gewesen, weil sie es in diesem Monat nicht wirklich erwartet hatte. Sie hatte alle ihre Konzentration in den Entwurf der Fassadengestaltung ihres ersten Auftrags gesteckt und sich voller Hingabe diesem Projekt gewidmet. Lilli überlegte, ob sie den zweiten Test, den sie zur Sicherheit gekauft hatte, jetzt gleich machen sollte. Nach kurzem Zögern entschied sie sich, damit bis zum nächsten Morgen zu warten und Frank noch nichts vom ersten Testergebnis zu erzählen. Erst, wenn der zweite Test auch positiv sein sollte, würde sie Frank am Abend einweihen.

Überwältigt machte sie sich an ihre Arbeit und versuchte, einen klaren Kopf zu behalten. Doch schon bald begannen sich zwischendurch Gedanken einzuschleichen, die sie zu verdrängen versuchte. Immer wieder sagte sich Lilli, dass sie den zweiten Test abwarten würde, bevor sie anfangen wollte, sich mit einer Schwangerschaft auseinanderzusetzen.

Irgendwie gelang es ihr, den Tag hinter sich zu bringen. Frank und Tim bemerkten, dass Mama beim Abendessen etwas abwesend wirkte. Lilli hatte Tim zweimal Spaghettisoße auf den Teller getan und die Spaghetti vergessen, dafür bekam Frank eine dreifache Portion Käse. Auf dem Tisch lagen nur kleine Kuchengabeln, was Tim und Frank wiederum sehr spannend fanden. Sie machten sich einen Spaß daraus, die Spaghetti damit zu drehen, was ihnen nicht wirklich gelang. Lilli musste über sich lachen. Das Essen wurde zu einer lustigen Mahlzeit.

„Lilli, was ist nur los mit dir?", wollte Frank wissen. Lilli wurde rot und verschluckte sich. Tim konnte sich kaum noch halten vor Lachen.

Der Abend endete ebenso heiter und lustig. Lilli und Frank hatten große Schwierigkeiten, den überdrehten Jungen ins Bett zu bekommen. Als die beiden endlich seine Zimmertür schlossen, sagte Lilli zu Frank:

„Du, sei mir nicht böse, aber ich bin so müde, ich gehe jetzt ins Bett. Ich kann kaum noch die Augen aufhalten."

Mit den Worten „Schlaf gut, Schatz!" drehte sie sich um und verschwand im Schlafzimmer. Frank blieb verwundert im Flur zurück.

Am nächsten Morgen saß Lilli wieder auf dem Badewannenrand. In einer Hand hielt sie noch den Plastikbecher, in der anderen den Teststreifen. Sie beobachtete, wie sich der zweite Balken langsam immer dunkler färbte und dicker wurde. Bei diesem Schwangerschaftstest waren die beiden Streifen noch deutlicher als gestern zu erkennen.

Alles Blut schoss ihr in den Kopf, ihr wurde heiß und kalt gleichzeitig. Sie war tatsächlich schwanger, der Test war eindeutig. So saß sie einige Zeit mit Becher und Teststreifen in der Hand reglos da und wusste nicht, wohin mit ihren Gefühlen.

Zurück in der Küche trank sie ihren Kaffee aus, der mittlerweile kalt geworden war. Sie stellte den Becher in die Spüle und beschloss, eine Runde spazieren zu gehen. Aus Erfahrung wusste sie, dass ihr das gut tat, um ihre Gedanken zu ordnen. An Arbeit konnte sie jetzt sowieso nicht denken, dafür war sie viel zu aufgewühlt.

Zügig ging Lilli in Richtung Stadtwald, den sie sehr gern mochte. Das Lichterspiel zwischen den Baumwipfeln war hier besonders schön. Heute blinzelte die Sonne zaghaft durch das zarte Grün der Bäume. Immer wieder schaute Lilli zwischen den Baumkronen in den Himmel, der ihr heute sehr viel näher schien als in den Tagen zuvor. Sie lief lange, ohne einen klaren Gedanken fassen zu können. Gedankenfetzen flogen an ihr vorbei, um sich schnell wieder im Geäst der Bäume zu verfangen.

Je länger und schneller Lilli lief, desto wärmer wurde ihr. Zuerst war es nur ein angenehmes Wärmegefühl in ihren Fingern. Dann in ihren Händen und Armen. Die wohlige Hitze breitete sich langsam weiter in ihrem Körper aus, bis sie ihr Gesicht erreichte. Lilli spürte deutlich die Röte ihrer Wangen und die Wärme ihrer Stirn. Es fühlte sich gut an.

Als sie auf die Uhr schaute, merkte sie, dass sie nun schon über eine Stunde unterwegs war. Aber sie wollte auf keinen Fall umkehren und zurück nach Hause laufen. Lilli wollte diese kostbare Empfindung noch lange erhalten.

Für einen Moment aber schlich sich ihr schlechtes Gewissen wieder ein. Durfte sie sich auf das neue Baby freuen, während ihr letztes tot in der Erde lag? Konnte sie sich wirklich mit all ihrer Freude und Hoffnung diesem kleinen Wesen hingeben?

Schnell verdrängte sie das Gefühl und die trüben Gedanken. Das Baby, das in ihr wuchs, war ein anderes Kind. Es hatte das Recht auf ein eigenständiges Leben, das nicht überschattet sein durfte von der Trauer und dem Trübsinn, die Lilli noch oft in sich trug. Lilli musste sich voll und ganz auf das Baby einstellen und mit all ihrer positiven Kraft in diese Schwangerschaft hineingehen. Das war sie dem kleinen Winzling, der zu ihr gefunden hatte, schließlich schuldig. Sie hatte sich dieses Kind so sehr herbeigesehnt, und nun war sie sehr überrascht über das Gefühlswirrwarr, das in ihr herrschte.

Das Rufen einer Krähe riss sie aus ihren Gedanken. Lilli blieb stehen und schaute in den Himmel. Doch konnte sie den Vogel nicht sehen. Sie beschloss, noch eine Weile weiterzulaufen.

Die Wärme war in ihr geblieben, was sie als positives Zeichen sah. Sie suchte den Himmel und die Bäume nach der Krähe ab, konnte aber nichts entdecken. Auch das Rufen war schon bald verschwunden. Lilli nahm die innere Wärme noch deutlicher wahr als zuvor, und mit ihr war auch die Klarheit gekommen. Lilli war mit sich, ihrem Körper und dem kleinen Baby vollkommen im Reinen.

Jetzt konnte sie den Heimweg antreten und ging nach Hause. Sie freute sich, Frank von dem Baby in ihrem Bauch zu erzählen. Lange überlegte sie, ob sie es ihm gleich heute Nachmittag sagen oder noch bis zum Abend warten sollte. Dann wäre Tim im Bett und sie hätte einen ruhigen Moment, um ihrem Mann die Nachricht zu überbringen.

Auf dem Weg nach Hause beschloss Lilli, in den nächsten Tagen wieder einmal zum Friedhof zu gehen. Der Gang zum Babygrab würde den Kreis der Klarheit und Wärme schließen. Sie war schon lange nicht mehr dort gewesen. Es hatte sie nicht mehr so dahin gezogen. Die vielen neuen Urnenbestattungen machten ihr schwer zu schaffen. Oft hatte sie sich den Vorwurf gemacht, dass sie kein eigenes Grab für ihr Baby hatten. Damals waren sie und Frank mit allem überfordert gewesen. Sie hatten alles hingenommen und hatten nicht einmal gefragt, ob es möglich sei, ein eigenes Grab zu kaufen. Jetzt, im Nachhinein, wusste Lilli, dass es möglich gewesen wäre.

Als Lilli zu Hause angekommen war, bemerkte sie, dass sie über drei Stunden unterwegs gewesen war. Auf dem Anrufbeantworter waren mehrere Nachrichten von Kunden, doch Lilli wollte diesen Tag ausschließlich mit sich und dem guten Babybauchgefühl verbringen. Sie überlegte sich, etwas Besonderes zum Abendessen zu machen, und wollte dafür noch einkaufen.

Zuerst legte sie sich noch ein wenig hin und schloss die Augen. Der Marsch durch den Wald hatte sie sehr schläfrig gemacht. Sie schlief sofort ein und erwachte erst zwei Stunden später. Sie fühlte sich frisch und ausgeruht. Ihr erster Gedanke gehörte dem Baby in ihrem Bauch. Lilli überlegte, ob sie jetzt schon einen Termin bei ihrer Frauenärztin vereinbaren sollte. Eigentlich wollte sie sich nicht gleich verrückt machen und versuchen, die Schwangerschaft von Anfang an so gelassen wie möglich anzugehen. Dass sie schwanger war, dafür brauchte sie keine Bestätigung mehr. Mehr konnte die Ärztin in diesem Stadium der Schwangerschaft auch nicht tun. Das Baby war noch sehr klein, und um zu sagen, ob es richtig entwickelt wäre, musste sie noch etwas warten.

Lilli beschloss daher, erst einen Termin in einer oder zwei Wochen zu vereinbaren. Das war noch früh genug. Solange sollten nur Frank und sie davon wissen.

Gut gelaunt holte sie Tim vom Kindergarten ab und ging mit ihm zum Einkaufen.

„Mama, bekomme ich ein Eis und ein Überraschung? Ich helfe dir auch beim Kochen", fragte Tim und schaute Lilli mit seinen Kulleraugen an.

Normalerweise bekam er nur eines von beiden. Tims Lächeln war heute aber noch viel bestechender als sonst und Lilli konnte ihren Erziehungsprinzipien nicht treu bleiben.

„Aber nur ausnahmsweise, ok?"

Tim tanzte schon aus dem Laden hinaus, als Lilli den Korb noch nicht bepackt hatte. Sie hatte für sich auch ein Eis gekauft. Ein Schokoladeneis, das sie normalerweise gar nicht mochte. Aber dieses hier hatte sie unbedingt haben müssen. Gemeinsam schlenderten sie durch den Park am Ententeich vorbei und aßen genüsslich ihr Eis bis auf den letzten Krümel der Eistüte auf.

Zu Hause machte sich Lilli gleich daran, das Abendessen zu kochen. Es würde Hähnchenbrust mit Pilzen und Bratkartoffeln geben, dazu Tomaten mit Mozzarella und Basilikum und zum Nachtisch Joghurt mit frischen Erdbeeren. Sie wollte das Essen fertig auf dem Tisch stehen haben, wenn Frank von der Arbeit kam. Nur schwer konnte sie es erwarten, ihm die wunderbare Neuigkeit zu erzählen. Bei dem Gedanken daran klopfte ihr Herz ganz stark und es wurde ihr ganz heiß.

Tim durfte das Kinderprogramm im Fernsehen schauen und war vollkommen zufrieden. Hin und wieder kam er kurz bei Lilli in der Küche vorbei und wunderte sich über die gute Laune seiner Mama. Er verschwand aber schnell wieder, damit er nichts von seiner Kinderserie verpasste.

Lilli fühlte sich unglaublich gut. Das waren wohl die Schwangerschaftshormone, die ihr dieses Hochgefühl verpassten. Sie erkannte sich kaum noch wieder, denn die Traurigkeit war so lange ihr zuverlässiger Begleiter gewesen. Noch immer war sie ein Teil von ihr, ganz tief in ihrem Inneren saß sie fest verankert und würde auch nicht mehr weggehen. Darüber war Lilli sich im Klaren. Aber heute wurde ihr bewusst, dass sie wieder ein unbeschwertes Leben führen konnte, in dem sie neben der Traurigkeit auch die Freude spüren und erleben durfte.

Während sie die Tomaten und den Mozzarella schnitt, bemerkte sie, dass sie leise vor sich hin summte.

Als sie sich umdrehte und zum Esstisch gehen wollte, stieß sie mit Frank zusammen, der, noch mit Jacke bekleidet und mit dem Schlüssel in der Hand, hinter Lilli gestanden hatte. Verwundert sahen sie sich für einen kurzen Augenblick in die Augen.

„Wir können gleich essen!", schoss es aus Lilli heraus. „Tim! Hände waschen und komm dann schnell."

Frank saß als Erster am Tisch, er kam aus dem Staunen nicht mehr heraus.

„Lilli, was ist los mit dir? Du bist so aufgedreht", wollte er wissen.

„Später, Frank, später!", winkte Lilli nur ab. Sie hatte gerade den Mund voll mit Tomate und Mozzarella.

Endlich lag Tim im Bett. Die Küche war aufgeräumt, Lilli war geschafft, total überdreht und hatte knallrote Wangen. Frank zog sie zu sich aufs Sofa und sagte:

„So, Lilli. Atme tief durch und sag mir bitte, was mit dir los ist. Du explodierst ja gleich!"

„Ich bin schwanger!", wisperte Lilli, und die Tränen schossen aus ihren Augen. Die ganze Anspannung fiel von ihr ab.

„Hab ich es doch gewusst!", antwortete Frank.

Lilli schaute ihn mit großen Augen an: „Ist das alles, was du zu sagen hast?"

„Ja, ich wusste es. Wahrscheinlich schon, bevor du es wusstest. Ich hatte es im Gefühl. Komm her!"

Frank umarmte Lilli lange.

„Und wenn es wieder schiefgeht?", flüsterte Lilli kaum hörbar.

„Warum sollte es? So wollen wir gar nicht erst anfangen. Es wird alles gut gehen. Dieses Mal geht es gut. Glaube mir!"

Für diesen Moment wollte Lilli es glauben und verinnerlichen. Zu schön waren der Tag und der Augenblick mit Frank auf dem Sofa, um jetzt daran zu denken, dass auch diese Schwangerschaft glücklos enden könnte.

Irgendwie gelang es Lilli, die nächsten Tage unbeschwert zu verbringen. Sie arbeitete an ihren Entwürfen und nahm ihre Termine wahr. Außer der Müdigkeit hatte sie keinerlei Schwangerschaftssymptome. Bei den beiden vorherigen Schwangerschaften war das auch so gewesen.

Zur Sicherheit hatte sie noch einen dritten Test gemacht, der auch positiv gewesen war. Jetzt war sie sich wirklich sicher. Frank hatte sie davon natürlich nichts erzählt, der hätte sie für verrückt erklärt.

Nun musste sich Lilli allmählich auf die Suche nach einer neuen Ärztin machen. Zu ihrer alten konnte sie nicht mehr gehen. Das würde sie nicht schaffen. Sie konnte sich nicht vorstellen, diese Praxis wieder zu betreten. Lilli war nach dem Abbruch noch einige Male dort gewesen, hatte aber gemerkt, dass die Ärztin ihr gegenüber befangen gewesen war. Es war keine gute Atmosphäre mehr da, und so schied diese Option aus.

In Lillis Nachttischschublade lag noch immer ihr alter Mutterpass. Sie hatte ihn nicht mehr in die Hand genommen, seit sie aus dem Krankenhaus gekommen war. Nun nahm sie ihn heraus und betrachtete wehmütig die Ultraschallbilder. Zu ihrem Erstaunen brach sie nicht in Tränen aus. Die Erinnerung schmerzte sie noch immer, ohne Zweifel. Der Schmerz hatte jedoch offenbar eine Form angenommen, mit der sie besser umgehen konnte.

Lilli blätterte kurz durch die Seiten und legte den Pass dann zurück in die Schublade. Jetzt erinnerte sie sich, dass sie damals einmal bei einer Vertretungsärztin gewesen war. Sie holte den Pass erneut hervor, fand die Kontaktdaten und vereinbarte einen Termin. Den Mutterpass steckte sie in ihre Handtasche.

Lillis erster Vorsorgetermin war besonders zeitig am Morgen. Es gab keinen späteren mehr, sonst hätte sie doch noch zwei Wochen warten müssen.

Frank hatte Tim bereits früh zum Kindergarten gebracht, sodass Lilli sich in aller Ruhe fertig machen konnte. Natürlich hatte Frank ihre Aufregung bemerkt, ihr aber leise ins Ohr geflüstert:

„Nur Mut, meine Süße! Es ist alles gut, du wirst schon sehen!" Mit einem Kuss aufs Ohr hatte er diese Aussage noch bekräftigt, bevor er mit Tim hinausging und verschwand.

Als Lilli das Auto vor der Praxis geparkt hatte, sah sie den Nebel langsam über der gegenüberliegenden Wiese aufsteigen.

„Es wird wohl ein schöner, sonniger Tag werden, wenn der Nebel sich verzogen hat", überlegte sie. „Hoffentlich auch für mich und den Wurm."

Lilli schüttelte sich kurz, als wolle sie den Nebel von sich wegstoßen, als er sie plötzlich einhüllen wollte. Doch mit dem nächsten Schritt, den sie nach vorne machte, hatte sie den Nebel bereits umgangen.

Die Arztpraxis von Frau Dr. Schröter befand sich in der ersten Etage. Jetzt war Lilli doch sehr aufgeregt. Sie spürte ihr Herz deutlich schneller schlagen als normal. Es pulsierte im gesamten Brustraum.

Lilli nahm die Treppen. Beim Weg hinauf klopfte ihr Herz im Hals. An der Anmeldung pochte ihr Herz bereits im Kopf. Sie musste erst einmal tief durchatmen, bevor sie ihren Namen sagen konnte. Langsam normalisierte sich ihr Herzschlag wieder.

„Warum sind Sie gekommen? Haben Sie Schmerzen?", fragte die Sprechstundenhilfe.

„Nein", sagte Lilli, „ich glaube, ich bin schwanger!"

„Oh, schön, dann machen wir erstmal einen Test", antwortete die Sprechstundenhilfe.

Lilli entgegnete schnell: „Das ist nicht nötig. Ich bin schwanger. Ganz sicher. Den Test können wir uns sparen!"

Nach einem ungläubigen Blick bekam Lilli noch eine Menge Unterlagen, die sie ausfüllen sollte, und wurde ins Wartezimmer gebeten. Gehorsam und gewissenhaft füllte sie alle Fragen aus. Die meisten bezogen sich auf vorangegangene Schwangerschaften. Und erst jetzt wurde Lilli richtig bewusst, dass dies bereits ihre dritte Schwangerschaft war.

Als sie zur Ärztin hereingerufen wurde, hatte sie eine Dreiviertelstunde gewartet. Mehrere Schwangere mit Kugelbäuchen waren vor ihr aufgerufen worden. Lilli schwankte zwischen Angst, Aufregung und dem Mantra, das sie sich immer wieder im Stillen aufsagte: „Es ist alles gut, es ist alles gut, es ist alles gut ...“

Als sie endlich im Arztzimmer saß, musste sie dort wieder warten, bis die Ärztin nach zehn Minuten endlich kam. Es war eine freundlich aussehende Mittvierzigerin. Sie schaute in die Unterlagen, die Lilli ausgefüllt hatte. Und ließ sich viel Zeit.

Lilli konnte sich noch gut an die Ärztin erinnern, als sie damals zur Vertretung bei ihr gewesen war. Auch damals hatte sie sich beim Ultraschall viel Zeit gelassen. Das war ihr da schon aufgefallen.

Nun überlegte sie kurz, ob sie erwähnen sollte, dass sie schon einmal bei ihr gewesen war.

Frau Dr. Schröter schaute auf und blickte Lilli direkt in die Augen:

„Frau Lindenhoff, wir kennen uns bereits. Sie waren schon einmal bei mir, ich kann mich gut an Sie erinnern“, sagte sie. „Ich weiß auch, was mit Ihrem Baby passiert ist. Ich war damals zufällig in der Klinik, als es zur Welt kam, und habe mich an Ihren Namen und an Sie erinnert.“

Lilli schluckte den Kloß in ihrem Hals herunter. Tränen schossen ihr in die Augen, ohne dass sie etwas dagegen machen konnte.

Frau Dr. Schröter reichte ihr ein Papiertaschentuch. Lilli gab ihr den Mutterpass, den sie noch immer in ihrer Handtasche hatte. Die Ärztin nahm ihn entgegen und nickte verständnisvoll. Lilli wischte sich die Tränen aus den Augen und versuchte, sich so schnell es ging wieder zusammenzureißen.

„Aber wie ich sehe, sind Sie heute aus einem anderen Grund bei mir. Sie sagten, Sie sind wieder schwanger? Das ist wunderbar. Kommen Sie wieder vertretungsweise zu mir?“

„Nein, ähm, ja ... ich meine, ich möchte ...“

Lilli war verwirrt. Sie musste sich erst die Nase putzen, um die Zeit zu nutzen und ihre Fassung wiederzugewinnen.

„Also, ja, ich bin schwanger, ganz sicher, und nein, ich bin nicht nur einmalig da. Wenn es geht, möchte ich gerne die gesamte Schwangerschaft über bei Ihnen bleiben.“

„Natürlich können Sie bei mir bleiben, sehr gerne sogar, das ehrt mich. Darf ich fragen, warum Sie die Praxis wechseln möchten?", fragte Frau Dr. Schröter.

„Weil ich das Vertrauen verloren habe", sagte Lilli schlicht. Frau Dr. Schröter antwortete nichts darauf und schaute in ihre Unterlagen und den Computer. Sie legte eine neue Karteikarte für Lilli an.

„Wann war Ihre letzte Periode?", wollte sie dann wissen.

„Am 23. Januar", antwortete Lilli.

Frau Dr. Schröter schaute lange über ihre Lesebrille auf Lilli und sagte nur: „Aha!" Dann schaute sie noch einmal auf ihren Computer und nickte kurz. „Dann wären Sie jetzt am Ende der achten Woche. Wir müssten das Baby also schon sehr gut erkennen können. Haben Sie irgendwelche Beschwerden? Übelkeit, Erbrechen?"

Lilli verneinte.

„Dann würde ich sagen", fuhr die Ärztin fort, „machen wir zuerst einmal einen Ultraschall und sprechen danach weiter."

Lilli zog sich aus, begab sich auf den Untersuchungsstuhl und verkrampfte sich total. Frau Dr. Schröter lächelte sie ermutigend an:

„Sie kennen das doch bereits. Sie haben schon genug Erfahrung, Sie haben schon geboren! Entspannen Sie sich. Wenn Sie wirklich schon so weit sind in der Schwangerschaft, wird das wohl der einzige Vaginalultraschall bleiben."

Lilli biss sich auf die Unterlippe, machte die Augen zu und zählte bis fünf.

„So, wunderbar, schauen Sie mal hier!"

Frau Dr. Schröter drehte den Monitor noch weiter in Lillis Richtung.

„Toll! Sehen Sie es? Alles so, wie es sein sollte für diese Schwangerschaftswoche. Ihr Baby misst circa 15 Millimeter, prima. Das entspricht Schwangerschaftswoche 7+6. Das Herz schlägt fleißig, können Sie es sehen?"

Lilli konnte es sehen. Klar und deutlich. Es gab keinen Zweifel, das Baby lebte. Die erste Hürde war genommen. Erleichterung machte sich in ihr breit. Sie atmete laut und lange aus.

Frau Dr. Schröter strahlte Lilli an und übergab ihr ein Ultraschallbild. Das erste Bild ihres dritten Babys. Wie toll war das denn!? Wirklich etwas erkennen konnte man natürlich nicht, aber es war alles gut. Vorerst war alles gut.

„Sie können sich ankleiden, Frau Lindenhoff. Wir besprechen dann alles Weitere bei mir im Sprechzimmer, bis gleich."

Wie in Trance zog sich Lilli wieder an.

Nachdem Lilli und die Ärztin noch besprochen hatten, dass sie diese Schwangerschaft als normale Schwangerschaft angehen wollten, vereinbarten sie, dass Lilli die Vorsorgetermine alle vier Wochen wahrnehmen würde. Da es keinen Grund zur Besorgnis gäbe, sollten sie auch nicht in Panik verfallen.

Offiziell wäre Lilli zwar eine Risikoschwangere, da sie bereits 36 Jahre wäre. Zudem hatte sie eine Rhesus-Inkompatibilität bei vorangegangenen Schwangerschaften gehabt und ein, wie die Ärztin es ausdrückte, geschädigtes Kind zur Welt gebracht – in ihrem Mutterpass würde es so stehen. Dennoch sollte diese Schwangerschaft als so normal wie möglich betrachtet werden.

Zudem empfahl Frau Dr. Schröter Lilli, sich in einigen Wochen nach einer Hebamme umzuschauen, die sie zusätzlich während der Schwangerschaft betreuen könnte. Dies würde ihr Sicherheit und Halt geben, denn die Hebamme wäre für Fragen öfter und schneller erreichbar. Die Krankenkasse würde die Kosten hierfür übernehmen.

Später saß Lilli einige Minuten reglos im Auto, horchte tief in sich hinein und legte ihre Hände in den Schoß. Sie folgte ihrem Atem, der ihre Brust hob und senkte. Still dankte sie ihrem Baby, dass es zu ihr gekommen war und lebte. Dass sein kleines Herzchen fleißig schlug. Eingenommen durch die langsam aufsteigende innere Wärme schloss Lilli ihre Augen. In stiller Zweisamkeit versprach Lilli ihrem dritten Kind, dass sie ihm all ihr Vertrauen schenken und alles in ihrer Macht Stehende tun würde, damit es gesund zur Welt käme. Sie wollte versuchen, trübe Gedanken so wenig wie möglich zuzulassen, positiv zu denken und zuversichtlich zu sein.

Sie versprach dem kleinen Wesen, es zu beschützen und es nicht mehr gehen zu lassen. Sie würde es, egal was kommen würde, bei sich behalten. Dessen war sie sich plötzlich ganz sicher. Noch einmal würde sie eine Schwangerschaft nicht mehr abbrechen. Egal, was mit dem Kind sein würde. So deutlich wie in diesem Augenblick hatte Lilli dieses Gefühl noch nie empfunden. Sie wusste, dass das der richtige Weg war und dass sie ihn gehen musste.

Mit diesem klaren Gedanken öffnete sie zufrieden die Augen und fuhr zurück nach Hause. Es war noch früh und der Tag lag noch vor ihr. Lilli hatte heute viel zu tun. Aber zuerst musste sie Frank zu Hause anrufen und ihm alles erzählen. Er wartete bestimmt schon.

„Lilli, ich habe es dir doch gesagt. Es wird alles gut, glaube mir, mein Schatz!", sagte Frank.

Er wirkte recht entspannt, als er Lillis Worte am Telefon hörte. Natürlich war er heilfroh, dass das Baby gewachsen war und sein Herz kräftig schlug, aber Frank war von Grund auf ein positiv denkender Mensch. Er freute sich sehr über das Baby, aber er freute sich auch darüber, dass es Lilli nun endlich besser zu gehen schien und sie zuversichtlicher in die Zukunft blicken konnte.

Die letzten beiden Jahre waren extrem gewesen: mit der Trauer, der Wut und den ewigen Fragen nach dem Warum. Frank hoffte inständig, dass Lilli endlich von dem totgeborenen Baby loskommen konnte. Doch er spürte, dass Lilli wohl niemals richtig Abschied nehmen können würde. Zu sehr hatte sie der Tod des Kindes mitgenommen.

Dass ein neues Baby das fehlgeborene Kind nicht ersetzen konnte, war Frank klar. Dennoch hoffte er, dass die neue Schwangerschaft seiner Frau helfen würde, mit dem Verlust besser umzugehen.

Mit den Worten „Bis heute Abend, ihr beiden!" verabschiedete sich Frank und machte sich auf zu seiner Arbeit.

Drei Wochen später entschied sich Lilli endlich für eine Hebamme. Die zwölfte Schwangerschaftswoche hatte sie fast schon hinter sich gebracht und ihr Bauch war schon so weit gewachsen, dass sie den

Knopf der Hosen nicht mehr schließen konnte. Für diesen Vormittag nun stand das erste Treffen mit Hebamme Bea in deren Praxis an.

In den ersten beiden Schwangerschaften hatte Lilli keine Hebamme gehabt und wusste daher nicht, was nun auf sie zukam. Nun saß sie im kleinen Vorraum der Praxis, die hell und freundlich eingerichtet war, und hing ihren Gedanken nach.

Die Tage waren schneller als erwartet vergangen. Tim hatte sie auf Trab gehalten, und der beginnende Frühling hatte sie nach draußen ins Freie gelockt.

Tim und Lilli waren viel im Wald gewesen und hatten sich am Lauf der Jahresuhr erfreut. Sie sahen dabei zu, wie die Bäume und Sträucher zu neuem Leben erwachten, beobachteten, wie das Grün der Blätter von Tag zu Tag kräftiger wurde und die Baumkronen langsam dichter mit Blättern zuwuchsen. Oft hatten sie sich mit Oma im Park bei den Enten getroffen.

Ihrer Mutter hatte Lilli die Neuigkeit bei einem der Spaziergänge erzählt. Oma hatte Tränen in den Augen gehabt und wusste nicht, was sie sagen sollte. Also hatten sie ihren Weg einfach fortgesetzt.

Die Angst um das ungeborene Baby kam immer wieder mal hoch, jedoch nicht in dem Maße, wie Lilli es anfänglich gedacht hatte. Sie war recht gelassen, konnte die Situation annehmen und hatte Vertrauen in sich und das Baby gefunden. Frank war sehr erstaunt über Lillis Haltung, mit der er so nicht gerechnet hatte.

„So, jetzt bin ich so weit, ich bin Bea! Am besten sagen wir gleich Du zueinander!", begrüßte die Hebamme Lilli und zeigte ihr erst einmal die Räume. Sie war Beleghebamme in dem Krankenhaus, wo Lilli auch entbinden wollte. Es war eine neue Klinik. Das hatte sich Lilli schon überlegt.

Lilli erzählte Bea von ihren beiden Schwangerschaften und dem unglücklichen Ausgang der letzten. Die Tränen liefen ihr unaufhaltsam die Wangen hinunter. Zu schwer war es immer noch, darüber zu reden. Bea hörte aufmerksam zu, ohne sie zu unterbrechen.

„Ich denke nicht, dass dir das noch einmal passieren wird! Glaub an dein Baby!", bestärkte Bea Lilli, als Lilli geendet hatte.

Die Chemie zwischen den beiden Frauen stimmte von Anfang an. Lilli fühlte sich bei ihrer Hebamme in guten Händen und sie konnte sich vorstellen, mit Bea ihr Baby zur Welt zu bringen. Sie vereinbarten den nächsten Termin.

An diesem Abend konnte Lilli keinen Schlaf finden. Sie erzählte Frank von dem Termin mit Bea. Ihr Gespräch hatte sich weiter entwickelt, und sie redeten über die bevorstehenden Vorsorgeuntersuchungen und wie sie damit umgehen wollten. Für Lilli stand fest, dass sie keine Untersuchungen außer den Ultraschallen machen lassen wollten. Frank war vollkommen ihrer Meinung. Sie waren sich auch ohne große Worte einig.

Nachdem Lilli sich aber vergeblich zwei Stunden hin- und hergedreht hatte, ging sie an den Computer und loggte sich im Forum ein. Das Forum und der Austausch mit den Frauen waren ihr noch immer eine große Hilfe.

Fast täglich schaute sie, wenn auch nur kurz, vorbei. Einige intensivere Freundschaften hatten sich entwickelt. Der regelmäßige Austausch tat ihr sehr gut. Die reale Welt konnte den Spagat, den sie oft zwischen der Trauer und der Freude, zwischen totem Baby und Folgebaby machen musste, nicht nachvollziehen.

Niemand achtete mehr darauf, dass sie erst vor kurzem ein Kind tot zur Welt gebracht hatte. Die Menschen um sie herum waren der Meinung, dass jetzt, wo sie doch wieder schwanger war, alles vergangen und vergessen wäre. Nun gäbe es keinen Grund mehr, dem Baby nachzutrauern. Wo es doch nicht einmal richtig gelebt hatte.

Doch die Frauen im Forum verstanden Lilli. Sie wussten, wie widersprüchlich ihre Gefühle oft waren. Sie konnten nachempfinden, wie es war, wenn trotz allem die Sehnsucht nach dem toten Baby so groß wurde, dass Lilli fast zu ersticken drohte. Sie wussten auch, wie sich die Arzttermine anfühlten. Sie kannten die Angst vor dem Ultraschall, den die „anderen Schwangeren" so grandios fanden.

Um ihre Gedanken zu ordnen, verfasste Lilli ein Posting.

Liebe Forumsfrauen,

nach langem Überlegen habe ich mich mit meinem Mann dazu entschlossen, keine Fruchtwasseruntersuchung machen zu lassen. Wie ihr wisst, werde ich im Sommer bereits 36 Jahre, und meine FÄ stellte mir nun diese Frage. Sie war auch eher der Meinung – da ich so lange auf dieses Baby gewartet habe –, keinerlei Risiko einzugehen. Optional könnte sie mir aber die Nackenfaltenmessung anbieten und bei einer negativen Diagnose könne man ja dann weiter sehen.

Nach dem letzten Gespräch mit meinem Mann haben wir uns geeinigt, nichts in dieser Richtung zu machen. Wir nehmen es, so wie es kommt. Mein Mann sagte: „Wir gehen bis zum Schluss!"

Meine letzte Schwangerschaft endete ja mit einem medizinisch indizierten Schwangerschaftsabbruch in der 23. SSW, weil unser Baby keinerlei Chancen hatte, nach seiner Geburt überleben zu können. Damals waren wir von der Diagnose so unfassbar getroffen, dass wir uns zu diesem Schritt entschlossen hatten, eine andere Lösung wurde uns gar nicht gezeigt, und selbst die Entscheidung, das Baby weiter auszutragen, konnten wir nicht treffen. Damals war es die richtige Entscheidung, aber aus meiner heutigen Sicht gehe ich mit diesem Thema anders um. Ich glaube nicht, dass ich nochmal einen Abbruch vornehmen lassen könnte. Es war eine so grausame Entscheidung, die wir gefällt hatten, auch wenn es klar war, dass unser Sohn niemals leben würde. Aber heute, für diese Schwangerschaft, sehe ich es anders.

Ich denke nicht, dass ich nochmals eine solche Entscheidung über Leben und Tod treffen würde. Ich möchte meinem Kind die Chance geben, selbst zu entscheiden, wann der Zeitpunkt gekommen ist, uns zu verlassen.

Unser drittes Baby soll all unser Vertrauen haben. Deshalb haben wir uns für keinerlei Diagnostiken, abgesehen von den normalen Ultraschalluntersuchungen, entschieden. Und ich fühle mich nun, nachdem wir uns so entschieden haben, sehr gut und ich bin mit mir im Reinen!

Danke fürs Lesen!

Lilli, Mama von Tim und *

Lilli schloss das Forum, fuhr den Computer herunter und ging zurück in ihr Bett. Es hatte ihr so unendlich gut getan, ihre Gedanken zu formulieren, in Worte zu packen und zu einer realen Betrachtung werden zu lassen. Die Vorstellung, dass jetzt die eine oder andere Forumsnutzerin ihre Zeilen las und ihre Gedanken nachvollziehen konnte, gab ihr die Zuversicht, die sie gerade jetzt brauchte.

Lillis Bauch wuchs schnell. Bald konnten alle ihren Babybauch sehen, und sie wurde hin und wieder darauf angesprochen. Einige Bekannte trauten sich zaghaft und fragten sie nach dem Baby, das sie erwartete. Andere wiederum wussten nicht wirklich, wie sie das Thema anschneiden sollten.

Ihren Sohn Tim hatten Frank und Lilli eingeweiht. Er hatte Mamas Schwangerschaft nur zur Kenntnis genommen und erst einmal nicht viele Worte darüber verloren.

Manchmal ging Lilli noch zum Friedhof. Allerdings wurden die Besuche dort seltener, und sie konnte nicht mehr so lange dort verweilen wie in der akuten Phase ihrer Trauer. Immer noch brachte sie selbst gepflückte Blumensträußchen zum Grab, entzündete ein weißes ewiges Grablicht und hing ihren Gedanken nach. Doch fühlte sie sich mit zunehmend wachsendem Bauch unwohler auf dem Friedhof, der ein Ort der Hoffnungslosigkeit war.

Mittlerweile brauchte Lilli die Grabstätte nicht mehr so dringend, um dem kleinen Jungen nahe zu sein. Sie konnte ihn jetzt überall spüren, er war immer irgendwie um sie herum. Oft ganz nahe bei ihr.

Lilli meinte, ihn ganz häufig fast körperlich spüren zu können. Sie hatte dabei ein unendlich intensives Gefühl, das sie so noch nie gespürt hatte. Natürlich konnte sie das niemanden erzählen, noch nicht einmal Frank. Er würde es nicht verstehen. Im Forum hatte sie sich auch nicht getraut, davon zu schreiben.

Lilli wollte es lieber für sich behalten.

Nach dem Duschen entdeckte Lilli in der unteren Bauchfalte eine kleine Zecke. Sie erschrak sehr und konnte sich nicht erklären, wie diese dahin gekommen war. Sofort versuchte sie, die Zecke mit der Pinzette zu entfernen, was ihr auch auf den ersten Blick gelang. Als sie sich das Tier aber genau betrachtete, sah sie, dass der Kopf fehlte. Dieser musste also noch in ihrer Haut stecken.

Schnell zog sie sich an und fuhr mit Frank, der heute seinen freien Tag hatte, zu ihrem Hausarzt. Lilli hatte große Angst, dass der Zeckenbiss dem Baby schaden könnte. Zum Glück mussten sie nicht lange warten und kamen schnell in das Sprechzimmer. Der Arzt hatte das letzte Stück, das sich in der Haut befand, herausbekommen und meinte:

„Frau Lindenhoff, beruhigen Sie sich erst einmal. So ein Zeckenbiss ist nichts Schlimmes und kann dem Baby in diesem Schwangerschaftsstadium nicht schaden. In welcher Woche sind Sie jetzt genau?"

Lilli versagte die Stimme, so aufgeregt war sie.

Frank antwortete für sie: „Es ist die vierzehnte Woche, stimmt das, Lilli?" Lilli nickte nur.

„Dann ist die Aufregung weit gefährlicher als der Zeckenbiss. Eine Infektion ist sowieso erst nach 20 Tagen zu erkennen, und dann könnte man bei Bedarf ein Antibiotikum geben. Aber ich nehme an, dass dies nicht nötig sein wird. Gehen Sie nach Hause, legen Sie sich hin und ruhen Sie sich aus. Gönnen Sie sich und Ihrem Baby heute eine kleine Auszeit!"

Ein wenig beruhigter verließen sie die Praxis. Frank lud Lilli zu einem großen Stück Kuchen und einem doppelten Café au Lait ein, denn an Arbeit war bei Lilli heute nicht mehr zu denken. Sie genossen ein wenig die Zweisamkeit, die sie heute unerwartet bekommen hatten. Später packte Frank Lilli aufs Sofa, wo sie einen langen Mittagsschlaf halten konnte. Um Tim und das Abendessen würde er sich heute kümmern.

Lilli tat die Auszeit gut, aber eine Restangst, dass der Zeckenbiss Schaden angerichtet haben könnte, blieb trotzdem ...

Es hatte sich keine Infektion ergeben. Der Zeckenbiss hatte keine Folgen gehabt, und Lilli hatte ihn schnell vergessen. Sie erwähnte ihn nicht einmal, als sie sich mit Hebamme Bea in der Klinik traf, um die Geburtsstation zu besichtigen.

Schwester Erika begrüßte sie herzlich. Die Station war erst neu renoviert worden: Die Wände erstrahlten in zarten Pastelltönen und waren hell und freundlich gestaltet.

Es gab zwei Kreißsäle, die beide umfangreich ausgestattet waren, und verschiedene Optionen, die Gebärhaltung frei zu wählen. Bea setzte auf eine selbstbestimmte Geburt. Sie wollte der Gebärenden so viel Freiheit lassen wie möglich, mit der nötigen Sicherheit im Hintergrund. Die Geburt sollte vor allem natürlich und nur im Notfall mit medizinischer Unterstützung ablaufen. Das kam Lilli sehr entgegen.

Die Schwestern waren alle sehr nett, aber nicht überschwänglich. Lilli hatte sich schnell dafür entschieden, dass Hebamme Bea und diese Klinik die richtige Wahl waren. Zum Schluss sahen sie sich noch die Zimmer an, in denen die Wöchnerinnen mit ihren Babys untergebracht waren. Im ersten Moment musste Lilli schlucken, denn die Vorstellung, dass sie das mit dem letzten Baby nicht gehabt hatte, schoss ihr unwillkürlich durch den Kopf.

Lilli verdrängte den Gedanken aber schnell wieder, denn sie wollte vor Schwester Erika, die sie begleitete, und Bea nicht in Tränen ausbrechen.

Die Zimmer waren alle Zweibettzimmer mit eigenem Bad und gemütlich. Sie hatten eine Wickelkommode mit den notwendigen Utensilien. Windeln, Strampler und Babybodys waren liebevoll in die Regale einsortiert. Lilli musste tief einatmen. Es war hier wirklich schön.

„Und wenn das Baby tot zur Welt kommt, kann ich es dann auch hier auf dem Zimmer eine Weile bei mir behalten?", platzte es aus ihr heraus, ohne dass sie etwas dagegen machen konnte. Schwester Erika schaute Lilli erschrocken an und wusste nicht, was sie sagen sollte.

Bea versuchte, die Situation zu entschärfen:

„Lilli, es gibt keinen Grund, warum dein Baby nicht gesund zur Welt kommen sollte. Es geht ihm gut. Doch wenn es nicht so sein sollte, werden wir es so machen, wie du es möchtest."

Die Antwort reichte Lilli. Sie nickte, schluckte die Tränen hinunter und lächelte den beiden tapfer zu.

Lilli konnte ihre Fassung langsam wiedergewinnen. Alles in allem war diese Geburtsstation nach ihrem Geschmack. Die Räume und die Schwestern machten auf sie einen sehr freundlichen und positiven Eindruck. Hier wollte Lilli ihr Baby zur Welt bringen, dazu hatte sie sich nach der Besichtigung entschlossen.

Frohen Mutes fuhr sie zur Kita, denn es war spät geworden. Tim würde sicherlich schon auf sie warten.

Auf der Autofahrt bemerkte Lilli die zarten Bewegungen in ihrem Bauch. Hin und wieder hatte sie schon gedacht, dass sie sanfte Tritte spürte. Doch waren sie immer wieder weg, wenn sie sich auf sie konzentrieren wollte. So war sie sich im Nachhinein nicht wirklich sicher gewesen, ob es schon Zeichen des Babys gewesen sein könnten.

Aber auf dem Weg zurück nach Hause waren es eindeutige, kleine Tritte gewesen. Wie verzaubert stand Lilli an der Ampel und bemerkte erst, dass diese auf grün umgesprungen war, als der Autofahrer hinter ihr nervös hupte. Sofort fuhr sie weiter, begleitet von weiteren sanften Bewegungen in ihrem Bauch. Beseelt vor Glück parkte sie in der größten Parklücke vor dem Kindergarten ein. Tim freute sich schon auf seine Mama.

Die Wochen vergingen und Lilli fühlte sich gut. Die Arzttermine hatte sie so legen können, dass sie sich mit den Hebammentreffen abwechselten. So fühlte sie sich sicher und ernst genommen mit ihren Ängsten, die hin und wieder auftauchten.

Hebamme Bea konnte sie immer anrufen, wenn sie das Gefühl hatte, dass sich das Baby zu wenig bewegte oder wenn sie sonst eine Frage hatte. Bea stand ihr immer zur Seite. Es war eine gute Entscheidung gewesen, sich von ihr begleiten zu lassen. Die Arzttermine waren somit nicht mehr von so großer Bedeutung. Lilli ging zwar regelmäßig zu Frau Dr. Schröter und nahm alle Vorsorgeuntersuchungen wahr, aber es lag nicht mehr so viel Druck darauf, was die Ärztin sagen würde.

Lilli war von sich selbst überrascht, wie gelassen sie diese Schwangerschaft angehen konnte. Sie war voller Hoffnung, dass sie und Frank im Herbst ihr Baby gesund und munter im Arm halten würden.

Doch in genau dieser 22. Schwangerschaftswoche, in der sie nun war, hatte Lilli beim letzten Baby die vernichtende Diagnose bekommen. Jetzt hatte sie ein beklemmendes Gefühl.

Zwar waren alle Befunde und alle Ultraschalle in der Norm und ohne Auffälligkeiten, das Würmchen in ihrem Bauch hatte alles, was es haben musste, es wuchs gut und war bei den Untersuchungen immer ziemlich aktiv. Nur leider spürte Lilli es recht wenig.

Das zweite Baby hatte sie schon sehr früh und sehr viel gespürt. Es turnte mächtig viel und hatte kaum Stunden, in denen es sich nicht bemerkbar gemacht hatte. In dieser Schwangerschaft aber hatte Lilli eine Vorderwandplazenta, wodurch die Bewegungen gedämpft wurden, deshalb merkte sie meistens nur leichte Bewegungen.

Nun lag sie auf der Untersuchungsliege und wartete auf Frau Dr. Schröter. Frank hatte mitkommen wollen, was Lilli aber abgelehnt hatte. Nun bereute sie es schon fast.

Als Frau Dr. Schröter sich setzte und mit dem Ultraschall begann, konnte Lilli kaum schlucken, so aufgeregt war sie. Es war sehr ruhig im Raum, sodass man eine Stecknadel hätte fallen hören können. Lilli traute sich nicht, auf den Monitor zu schauen. Die Ärztin war sehr konzentriert, bis sie den Monitor ganz zu Lilli hinüberdrehte und ihre Stimme die Stille durchbrach:

„Schauen Sie, da winkt Ihnen Ihr Baby!"

Und tatsächlich, das Baby in ihrem Bauch hatte sein Ärmchen weit erhoben und winkte. Es hatte sogar sein Gesicht zu ihr gedreht, zum ersten Mal. Sonst war das Baby nicht sehr kooperativ gewesen.

„Sie können ruhig ausatmen, Frau Lindenhoff, es sieht alles sehr, sehr gut aus. Das Baby ist gut gewachsen, alles liegt in der Norm!", sagte Frau Dr. Schröter.

Erst jetzt fiel die Anspannung von Lilli ab. Sie schaute genauer auf den Monitor und konnte sich an den Bewegungen ihres Kindes richtig erfreuen. Über das Geschlecht konnte die Ärztin noch nichts sagen. Wie immer bekam Lilli ein Bild mit.

Als sie sich wieder angezogen hatte, sprach Frau Dr. Schröter noch kurz mit Lilli über die Empfehlung, die sie ihr geben wollte:

„Es gibt nun wirklich keinen Anlass und ich möchte nicht, dass Sie das jetzt falsch verstehen. Bitte sorgen Sie sich nicht. Aber bei Ihrer Vorgeschichte wäre eine zweite Meinung nicht schlecht. Ich möchte Sie zum Organscreening in die Uniklinik schicken, nur zur Kontrolle. Und damit Sie für sich die Sicherheit haben."

Lilli bekam eine Überweisung für die Klinik, auf der „Missbildung in der zweiten Schwangerschaft" stand. Das brachte sie ein wenig ins Grübeln. Konnte man sie einfach so, ohne Verdacht, dort hinschicken? Den Termin sollte sie selber vereinbaren, was sie wiederum ein wenig beruhigte, denn es schien dann ja nicht so dringlich zu sein.

Nur wenige Tage später saß Lilli mit Frank im selben Wartezimmer wie damals, als sie mit dem Verdacht auf die Lebensunfähigkeit ihres Babys ins Krankenhaus geschickt worden war. Auch wenn die Umstände andere waren und es im Prinzip keinen Grund zur Besorgnis gab, hatten Lilli und Frank ein mulmiges Gefühl. Sie hingen ihren Gedanken nach und saßen schweigend nebeneinander.

Lilli bereute es bereits, dass sie sich darauf eingelassen hatte, hierher zu kommen. Sie und Frank waren sich ja sowieso einig gewesen, dass sie keine Maßnahmen ergreifen würden, wenn das Kind in ihrem Bauch eine Fehlbildung hätte oder gar lebensunfähig wäre. Was sollte ihnen diese Untersuchung demnach bringen?

Immer wieder spielte Lilli mit dem Gedanken, aufzustehen und nach Hause zu fahren. Warum sie es letztendlich nicht tat, wusste sie nicht. Frank versuchte wie üblich, die Ruhe zu bewahren.

Nachdem sie rund zweieinhalb Stunden gewartet und es insgesamt vier Notfälle gegeben hatte, die dazwischengeschoben wurden, schlug man ihnen vor, dass sie sich einen neuen Termin geben lassen sollten. Die Oberärztin musste dringend zu einem Termin, der nicht mehr abgesagt werden konnte. Es war „nur" eine Assistenzärztin da.

Lilli atmete insgeheim auf, denn sie würde gar keinen weiteren Termin vereinbaren wollen. Franks Nerven waren kurz vorm Zerreißen, und er entschied:

„Wir nehmen dann doch das Screening von der Assistenzärztin, jetzt, wo wir schon mal da sind und so lange gewartet haben!"

Er ahnte, dass Lilli kein weiteres Mal herkommen würde.

Die junge Ärztin war sehr nett und einfühlsam. Sie erklärte alles, was man auf dem Ultraschall sehen konnte. Das Kind war so entwickelt, wie es sein sollte, und es gab keinerlei Auffälligkeiten. Nach dem Gehirn des Babys schaute sie besonders gründlich. Auch hier zeigte sich eine vollkommen normale Entwicklung, sodass es keinen Grund zur Sorge gab.

Das kleine Baby drehte seinen Kopf hin und her. Es strampelte und bewegte sich wild in Lillis Bauch. Die Finger und die Zehen waren deutlich zu erkennen. Aber es wollte auch dieses Mal nicht wirklich mitarbeiten, wandte sein Gesicht zur Seite, hob die Hände davor und streckte zu guter Letzt auch noch die Zunge heraus! Frank, Lilli und die Ärztin mussten lachen.

„Das ist eine Seltenheit, so etwas zu sehen!", verkündete die Assistenzärztin. „Wollen Sie wissen, ob es ein Mädchen oder Junge wird? Ich könnte es Ihnen ziemlich sicher sagen, wenn Sie möchten."

Lilli konnte ihre Tränen vor Erleichterung und vor Rührung nicht zurückhalten. Zwischen Lachen und Weinen konnte sie gerade so ein Ja heraus bringen.

Frank wischte sich verstohlen eine Träne aus dem Augenwinkel und nickte.

„Also, Sie bekommen ein Mädchen, ganz eindeutig!"

„Wow!", sagten Lilli und Frank gleichzeitig und strahlten sich an.

Leider war Tim von der Neuigkeit, eine Schwester zu bekommen, nicht sehr begeistert. Er wollte lieber einen Bruder haben, mit dem er auf die Bäume klettern und auf der Wiese tollen konnte. Ob das auch mit einem Mädchen möglich wäre, bezweifelte er. Die Tatsache, dass er bald ein Geschwisterkind haben sollte, gefiel ihm dennoch sehr. Zu gut konnte er sich noch an Mamas Trauer erinnern und an die Lücke, die das ungeborene Baby auch bei ihm hinterlassen hatte.

Lilli war nun in der 30. Schwangerschaftswoche angekommen. Nachdem sämtliche bisherigen Untersuchungen gezeigt hatten, dass sich das Kind normal entwickelte und es keinen Grund zur Sorge gab, beschloss Lilli, die Erstlingsausstattung zu kaufen. Zudem brauchte sie einen neuen Stubenwagen, den sie ins Wohnzimmer stellen wollte, damit das Baby immer bei ihnen sein konnte. Tim wollte unbedingt mitkommen.

Nach dem obligatorischen gemeinsamen Eisessen fuhren beide in ein großes Babywarengeschäft. Dort gab es eine Unmenge an Babykleidung, Kinderwägen und weiterer Kinderausstattung. Sie verbrachten viel Zeit in dem Geschäft und schauten sich alles in Ruhe an. Tim probierte fast jede Spieluhr aus und fasste jede Babydecke an. Dann fuhren sie mit vielen Kinderwägen Probe, und Tim legte sich in die Babybettchen, um zu schauen, ob er mit seiner Schwester auch zusammen hineinpassen würde.

Aber sie konnten sich nicht entschließen, etwas zu kaufen. Das, was Lilli gut fand, gefiel Tim nicht. Das, was Tim kaufen wollte, war Lilli viel zu teuer.

Kurz vor Ladenschluss einigten sie sich auf eine Spieluhr, die „La, le, lu, nur der Mann im Mond schaut zu" spielte. Sie hatte die Form eines kleinen, bunten Clowns. Tim wollte sie seiner Schwester unbedingt kaufen, weil Lilli ihm einmal erzählt hatte, dass Babys im Bauch schon Musik hören können. Er durfte sie an der Kasse bezahlen und das Wechselgeld entgegennehmen. Voller Stolz trug er die Spieluhr ins Auto.

Zu Hause kuschelten sich Lilli und Tim gemeinsam aufs Sofa und spielten dem Baby immer wieder die Spieluhr vor. Tim konnte gar nicht genug davon bekommen, denn seine ungeborene Schwester reagierte auf die Musik. Im Gegensatz zu sonst ließ sie sich aus der Reserve locken. Wenn Lilli versuchte, Kontakt mit dem Baby aufzunehmen, gelang ihr das meistens nicht. Ob es an der Vorderwandplazenta lag oder an der Persönlichkeit des Kindes, wusste sie nicht. Doch heute reagierte die Kleine sehr stark auf die Spieluhr.

Eine Woge der Geborgenheit überwältigte Lilli und sie konnte ihr Glück kaum fassen. Dass sie es schon so weit in der Schwangerschaft gebracht hatte! Das letzte Schwangerschaftsdrittel hatte bereits begonnen, doch die großen Angstmonster, die sie befürchtet hatte, waren ferngeblieben.

Lilli konnte die Schwangerschaft bisher viel beruhigter und gelassener hinter sich bringen, als sie es von sich erwartet hatte. Das Grundgefühl, dass es ihrem Kind gut gehe, hatte sie nicht verlassen, und sie war noch immer guten Mutes, dass sie schon bald ein gesundes Mädchen zur Welt bringen würde.

Tims Worte rissen Lilli aus ihren Gedanken:

„Mama, das Baby mag nicht mehr spielen!"

„Ja, ich glaube, die Kleine ist eingeschlafen. Jetzt darfst du alleine weiter spielen.", antwortete Lilli.

Am nächsten Morgen fühlte Lilli sich nicht besonders gut. Nachdem sie Tim in den Kindergarten gebracht hatte, legte sie sich wieder hin. Frank war wie immer schon sehr früh bei der Arbeit. Er war im Moment sehr viel geschäftlich unterwegs. Seinen Urlaub wollte er sich aufsparen für die Zeit, wenn das Baby geboren werden sollte.

Die Magenschmerzen, die Lilli schon seit einigen Tagen begleiteten, waren viel stärker geworden. Ausgerechnet jetzt war Hebamme Bea auf Urlaub!

Lilli war unsicher, was sie tun sollte. Aus Angst vor Nebenwirkungen nahm sie keine Medikamente zu sich.

Als Lilli zwei Stunden später erwachte, wurden die Magenschmerzen immer schlimmer. Der Durchfall, den sie seit einigen Tagen zu ignorieren versuchte, bestand nur noch aus Flüssigkeit.

Jetzt begann Lilli, sich Sorgen zu machen, denn sie hatte auch keinen Appetit mehr. Schon am vorigen Abend hatte sie kaum etwas von ihrem Essen angerührt, und heute hatte sie auch noch nichts hinunterbekommen.

Lilli entschied, noch einen Tag abzuwarten. Wenn es dann nicht besser werden würde, wollte sie zur Ärztin gehen.

Als sich ihr Zustand im Laufe des Tages nicht veränderte und sie noch immer nichts essen konnte, rief sie bei Frank an. Der befahl ihr, sofort bei der Ärztin anzurufen oder gleich bei ihr vorbeizufahren.

Lilli ging es zunehmend schlechter und griff gleich wieder zum Hörer, um mit der Ärztin zu telefonieren, die sie jedoch nicht erreichen konnte. Ihre Vertretung hatte ihre Sprechstunde bereits beendet. So rief sie in Panik in dem Krankenhaus an, in dem sie bereits zur Entbindung angemeldet war. Dort riet man ihr, am besten gleich vorbeizukommen.

Lilli fühlte sich miserabel und meldete sich wieder bei Frank. Er versprach, so schnell er konnte, Tim zu holen, und nach Hause zu kommen. Solange sollte sich Lilli hinlegen und versuchen sich auszuruhen.

Eine Stunde später hatte Frank Tim abgeholt und war zu Hause angekommen. Lilli war kreidebleich. Sie konnte sich kaum auf den Beinen halten. Ihre Lippen waren rau und trocken. Als Frank sie sah, machte er sich große Sorgen.

„Wir fahren sofort ins Krankenhaus!", sagte er.

Tim kramte noch schnell ein paar Autos zusammen und steckte sie in seine Hosentaschen. Als Lilli bereits im Auto saß, bemerkte sie, dass sie ihre Handtasche mit dem Mutterpass vergessen hatte.

„Frank, bitte geh du zurück und hole die Tasche, ich schaffe es nicht mehr auszusteigen", bat Lilli.

Frank sah sie erschrocken an, denn wenn Lilli so fragte, dann musste es ihr sehr schlecht gehen. Frank beeilte sich. Tim saß hinten in seinem Kindersitz und hörte die Kinder-CD, die Lilli ihm angemacht hatte. Er war zufrieden und bekam von der Aufregung nichts mit.

Als sie im Krankenhaus ankamen, wurden sie freundlich empfangen. Es war wieder Schwester Erika, die Dienst hatte und Lilli gleich wieder erkannte. Sie beruhigte Frank und Lilli mit ihrer zuversichtlichen Art und suchte eine Schwesternschülerin, die sich um Tim kümmerte. Sie lockte ihn mit frischem Tee und Keksen in die Spielecke.

Es dauerte auch nicht lange, bis der diensthabende Arzt zu ihnen kam und Lilli untersuchte. Zuallererst machte er einen Ultraschall, um die werdenden Eltern zu beruhigen und sich zu vergewissern, dass es dem Baby gut ging. Das kleine Mädchen drehte und wendete sich hin und her. Es bestand kein Grund zur Sorge. Lilli wurde Blut abgenommen und ins Labor geschickt. Der Blutdruck war viel zu hoch, er lag bei 190 zu 150.

Es dauerte nicht lange, bis das Ergebnis der Blutuntersuchung da war. Die Werte waren sehr schlecht. Lilli hatte einen akuten Eisenmangel, erhöhte Entzündungswerte, zu wenige Blutplättchen und Blutarmut.

„Das kann man doch alles mit Medikamenten in den Griff bekommen, oder?", fragte Lilli den Arzt ängstlich.

Dieser nickte bedächtig. Lilli erstarrte, als sie in sein besorgtes Gesicht sah. Frank saß neben ihr und ergriff ihre Hand. Franks Hand war schweißgebadet.

„Ich habe den Verdacht, dass Sie das HELLP-Syndrom haben könnten, denn dieser eine Blutwert, der ist einfach zu hoch. Wenn er nicht sinkt, könnte es sich bestätigen."

Lilli wusste um die Gefahren des HELLP-Syndroms, das auch als Schwangerschaftserkrankung bekannt ist. Sie hatte darüber im Forum gelesen und kannte einige Berichte von Frauen, die aufgrund dieser Krankheit ihre Kinder verloren hatten. Die Kinder waren zu früh zur Welt gekommen und oft nicht lebensfähig gewesen.

Jetzt bekam Lilli große Angst. Sie war Anfang der 30. Schwangerschaftswoche. Noch war es viel zu früh für die Geburt. Das Baby sollte besser erst in rund zehn Wochen zur Welt kommen.

„Wir müssten jetzt einmal abwarten, ob sich der Verdacht erhärtet. Deshalb bleiben Sie auf jeden Fall gleich hier im Krankenhaus, damit wir Sie überwachen und im Notfall sofort eingreifen können", fuhr der Arzt fort.

Lilli begann zu weinen.

„Ich habe doch schon ein Baby verloren, ich kann dieses nicht auch noch verlieren!", schluchzte sie.

„Das werden Sie auch nicht, wir werden alles in unserer Macht Stehende tun, damit das nicht geschieht. Sie bleiben hier, Ihr Mann kann Ihnen Ihre notwendigen Dinge bringen, und Sie schonen sich und das Kind", beruhigte sie der Arzt.

Schwester Erika brachte Lilli auf ihr Zimmer. Frank hatte sich schnell von ihr verabschiedet und war mit Tim wieder gefahren. Er wollte ihn bei Lillis Mutter absetzen, um dann zu Hause einige Sachen für Lilli zusammenpacken. Frank hatte es nicht geschafft, Lilli beim Abschied in die Augen zu schauen.

Lilli saß auf dem Krankenhausbett und war gedankenleer. Ihr Kopf konnte nicht mehr arbeiten. Die Nacht brach heran, und sie saß nur da und wartete.

Als Frank später mit der gepackten Tasche wieder das Krankenzimmer betrat, saß Lilli noch immer regungslos auf dem Bett. Frank stellte die Tasche ab und setzte sich wortlos neben seine Frau. Die Angst war auch ihm ins Gesicht geschrieben. Er nahm stumm Lillis Hand.

So saßen sie eine Weile da, bis sich die Tür öffnete und Schwester Erika hineinkam. Sie hatte einen Wagen mit CTG und Wehenschreiber dabei.

„So, nun wollen wir hören, wie es dem Würmchen in Ihrem Bauch geht. Machen Sie sich nicht so große Sorgen. Wir passen gut auf Sie auf, bei uns sind Sie unter ständiger Beobachtung", sagte sie ins große, stille Nichts hinein.

Lilli glitt aus ihren tiefen, trüben Gedanken hinüber in die reale Welt. Sie lockerte ihr T-Shirt, so dass die Schallgeräte angelegt werden konnten. Sofort hörten sie das Herz des Babys schlagen. Es war ein starker, mächtiger Ton, der den Raum ausfüllte. Frank lächelte. Auch

Schwester Beate strahlte über das ganze Gesicht, und Lilli überkam unmittelbar nach dem Erklingen der Herztöne die wohlige, vertraute Wärme. Jetzt huschte auch ihr ein Lächeln übers Gesicht.

„Das lassen wir nun eine halbe Stunde und wiederholen es drei Mal am Tag. Aber so, wie es aussieht, geht es dem Kind sehr, sehr gut. Später kommt die Ärztin zu Ihnen und schaut sich den Muttermund an, ob der noch fest verschlossen ist. Und dann bringe ich Ihnen noch das Abendbrot."

Erikas Worte beruhigten Lilli. Aber allein der Gedanke an Essen verursachte Lilli eine große Übelkeit. Das behielt sie lieber für sich.

Frank blieb noch eine Weile bei ihr. Seine Gesichtsfarbe war nicht mehr so blass und er hatte wieder Hoffnung gefasst, dass das Baby nicht in unmittelbarer Gefahr war. Die beiden unterhielten sich noch über die Organisation der nächsten Tage. Dabei vermieden sie es, über das Baby und ihre Angst zu sprechen, die sie beide hatten.

Nachdem Frank gegangen war, kam eine junge Ärztin, die Lilli von den Kabeln befreite und kurz untersuchte. Das Ergebnis war vielversprechend, denn der Muttermund war fest verschlossen, und auch Wehen waren laut CTG nicht in Sicht. Lilli konnte sich zuversichtlicher für die Nacht vorbereiten.

Essen wollte Lilli noch immer nichts. Sie hatte zwar großen Hunger, aber es gelang ihr nicht, etwas hinunterzuschlucken. Zu groß waren mittlerweile ihre Magenschmerzen. So hatte sie nur wenige Schlucke warmen Tee getrunken. Als sie erschöpft im Bett lag, spürte sie die sanften Tritte ihrer Tochter, die sie in den Schlaf wiegten.

Am nächsten Morgen erwachte Lilli schon sehr früh, weil die Morgenschwester hereinkam und CTG und Wehenschreiber anlegte. Es erfüllte Lilli mit einem Glücksgefühl, das Herzklopfen zu hören. Entspannt lag sie auf dem Bett und war im Einklang mit sich und ihrem Kind. Zusätzlich wurde eine Infusion gelegt, die ihr und dem Baby die notwendigen Mineralien und Elektrolyte gab.

Frank würde heute nicht kommen, er konnte es aufgrund geschäftlicher Verpflichtungen zeitlich nicht schaffen. Auch Lillis Mutter und Tim würden nicht zu Besuch kommen, das hatten sie gestern vereinbart. So hatte Lilli viel Ruhe, um sich und das Baby zu schonen und genügend Kraft zu tanken.

Insgesamt verbrachte Lilli drei Tage im Krankenhaus. Dreimal am Tag wurde ein CTG geschrieben und die Wehentätigkeit überprüft. Zweimal täglich bekam sie eine Infusion, und einmal wurde der Muttermund kontrolliert. Als Nebenbefund hatten die Untersuchungen ergeben, dass das Baby sehr gut gewachsen war. Es war seinem errechneten Alter mindestens zehn Tage voraus und lag bereits mit dem Kopf nach unten.

Noch in der Klinik besuchte Hebamme Bea, die wieder aus dem Urlaub zurück war, Lilli jeden Tag und machte ihr viel Mut. Sie bestärkte sie durch ihre Anwesenheit und die Ruhe, die sie verbreitete.

Die Blutwerte am letzten Tag von Lillis Krankenhausaufenthalt ergaben, dass sich der Verdacht auf HELLP nicht bestätigte. Sie konnte entlassen werden. Dennoch musste Lilli ambulant zur Blutkontrolle, und man legte ihr nahe, einen Glukose-Toleranztest machen zu lassen. Weil das Baby schon so groß war und Lilli zu erhöhtem Blutdruck neigte, den sie vor der Schwangerschaft nicht gehabt hatte, lag der Verdacht eines Schwangerschaftsdiabetes nahe.

Körperlich ging es Lilli allmählich besser. Sie hatte in den Tagen im Krankenhaus an Kraft gewonnen und fühlte sich jetzt stark genug, den Alltag wieder zu bewältigen. Langsam kam auch der Appetit wieder. Leider konnte sie ihre Arbeit nicht mehr aufnehmen und musste sich weiter schonen. Sie hoffte allerdings, dass sie, wenn das Baby geboren war, zumindest für wenige Stunden arbeiten können würde.

Bei der nächsten Vorsorgeuntersuchung, die routinemäßig nur wenige Tage später anstand, wurde auch der Glukose-Toleranztest gemacht. Wie vermutet war dieser positiv.

Lilli bekam eine Überweisung zu einer Ernährungsberaterin und saß wieder einmal ratlos in ihrem Auto vor der Arztpraxis. Langsam sehnte sie das Ende dieser Schwangerschaft herbei. Es erschien ihr, dass, sobald sie eine Hürde genommen hatte, eine neue auftauchte. Doch Lilli gab sich alle Mühe, nicht wieder in ein Tief zu fallen, aus dem sie sich nur mit viel Kraft herausarbeiten konnte.

Sie freute sich so sehr auf das Baby und konnte den Tag der Entbindung kaum abwarten, obwohl sie auch hier die Gefahr von Komplikationen verinnerlicht hatte. Viel zu viel hatte sie im Forum gelesen und wusste, was alles schieflaufen konnte.

Als Lilli wieder zu Hause war, machte sie für den nächsten Tag einen Termin bei der Ernährungsberaterin aus, denn sie wollte ihr Baby auf gar keinen Fall einer Gefahr aussetzen. Frank sagte zum Thema Schwangerschaftsdiabetes nur:

„Das auch noch!" Und trank erst einmal einen doppelten Espresso.

Die Ernährungsberaterin hatte Lilli ein Blutzuckermessgerät mitgegeben. Es hatte die Größe eines Handys. Zusätzlich war eine Art Nadel beigelegt, mit der sich Lilli in den Finger stechen musste, um einen Blutstropfen zu erhalten. Der Blutstropfen wurde auf den Teststreifen aufgebracht und dieser im Gerät platziert. Auf diese Weise konnte der Blutzucker ermittelt werden.

Die Ernährungsberaterin erklärte Lilli, sie sollte diesen Vorgang mehrere Male am Tag machen und die Werte in ein Diabetestagebuch eintragen. Wenn sich ihre gemessenen Werte stabil hielten konnte sie davon ausgehen, dass sie bis zum Ende der Schwangerschaft kein Insulin spritzen müsste. Allerdings würde sich Lilli sehr genau an die Essensvorgaben halten und auf Süßigkeiten und Weißmehlprodukte verzichten müssen, damit ihr Blutzucker nicht anstieg.

Es waren noch etliche Wochen, die vor ihr lagen, bis das Baby geboren werden sollte. Lilli war im ersten Moment überfordert, aber in ihr loderte der Wille, all ihre Kraft aufzubringen um sich durchzukämpfen.

Tim fand es immer faszinierend, wenn Lilli sich in den Finger stach, doch Lilli tat es zunehmend mehr weh. Trotz der Schmerzen hielt sie sich strikt an die Anweisungen. Einmal am Tag genehmigte sie sich ein winziges Stück Vollmichschokolade, das wunderbar schmeckte.

Es wurde nicht nötig, dass Lilli Insulin spritzte. Ihre Ernährungsumstellung hatte geholfen.

Das Baby war in den letzten Wochen vor der Geburt noch sehr stark gewachsen. Frau Dr. Schröter meinte, dies läge am Schwangerschaftsdiabetes. Bereits rund zwei Wochen vor dem errechneten Geburtstermin wurde das Mädchen von der Ärztin auf stolze 3.850 Gramm geschätzt. Auch Lillis Bauch war sehr groß. Sie konnte fast nicht mehr Auto fahren, weil sie nicht mehr hinter das Steuer passte. Anschnallen konnte sie sich ebenfalls nicht mehr.

Lilli fiel es zunehmend schwerer, sich zu bewegen, und sie wollte die Schwangerschaft nun endlich hinter sich haben. Frank lachte sie immer wieder aus, wenn sie stöhnte und er sie beim Aufstehen an den Armen hochziehen musste. Und Tim wunderte sich, dass Mamas Bauch von Tag zu Tag noch größer werden konnte. Er wollte kaum glauben, dass diese mächtige Kugel wieder zurückgehen würde.

Lilli und Frank hatten längst alles vorbereitet: Die Kleidung war gekauft, gewaschen und eingeräumt. Das Babybettchen war aufgebaut, der Stubenwagen stand bereits im Wohnzimmer. Die Spieluhr wartete auf ihren Einsatz und die kleine Familie und Oma warteten auf das Baby.

Doch bei den Untersuchungen war von einer bevorstehenden Geburt nichts zu sehen. Eine Wehentätigkeit war nicht zu verzeichnen, und der Muttermund war weich, aber fest verschlossen. Das Baby würde noch auf sich warten lassen.

Lillis Trauer trat komplett in den Hintergrund. Zu sehr konzentrierte sie sich auf die Geburt und die Zeit danach. Ihre Freude und Zuversicht, bald ein gesundes Baby im Arm zu halten, waren nach wie vor ungebrochen. Franks und Lillis drittes Baby würde bald das Licht der Welt erblicken.

Am errechneten Geburtstermin musste Lilli zur Kontrolluntersuchung. Dem Baby ging es gut, aber es wollte immer noch nicht geboren werden. Es lag mit dem Kopf nach unten, sodass einer natürlichen Geburt nichts im Wege stand. Einen Kaiserschnitt wollte Lilli unbedingt vermeiden.

Auch in den nächsten Tagen rührte sich das Baby nicht. Seine Bewegungen wurden weniger, weil es kaum noch Platz hatte. Dennoch machte sich Lilli jetzt verstärkt Sorgen, wenn sie ihr kleines Mädchen über mehrere Stunden nicht mehr spürte.

Die Tage zogen sich ins Unendliche. Lilli traf sich jetzt jeden Tag mit ihrer Hebamme. Bea war als Beleghebamme in Rufbereitschaft und wartete stündlich auf den Anruf, dass die Wehen eingesetzt hatten und die Geburt beginnen würde.

Nachdem das Baby jedoch eine Woche nach dem errechneten Geburtstermin noch immer nicht geboren war, wurden die Ärzte im Krankenhaus nervös. Sie beschlossen deshalb, das Kind mit einer Geburtseinleitung auf die Welt zu locken. So bekam Lilli acht Tage nach dem errechneten Entbindungstermin, um zehn Uhr morgens, eine wehenfördernde Tablette in den Muttermund gelegt, und die Geburt wurde künstlich angeschoben.

Frank war von Anfang an bei Lilli, und um Tim kümmerte sich Lillis Mutter. Hebamme Bea hatte sich an diesem Morgen verspätet, weil sie in der Nacht zur Entbindung von Zwillingen gerufen worden war, bei denen es zu Komplikationen gekommen war. Davon erfuhr Lilli jedoch erst Wochen später.

Aus der Erfahrung der letzten Geburt wusste Lilli, dass diese Tablette vermutlich recht schnell bei ihr wirken würde. Nach etwa zwei Stunden setzten bereits die ersten, sehr schmerzhaften Muskelkontraktionen der Gebärmutter ein. Doch über viele Stunden tat sich wenig, und das Baby rutschte nicht viel weiter nach unten.

Bea überzeugte Frank, dass er mit Lilli immer wieder den Flur auf und ab gehen müsse, damit sich das Baby in Startposition begeben könne. Frank tat alles, um seine Frau zu unterstützen und seiner Tochter auf die Welt zu helfen. Er hätte ihr nur zu gerne etwas von dem Schmerz abgenommen. Doch das Einzige, was er tun konnte, war, ihr seine Hand zu geben, damit sich Lilli an ihm festhalten konnte.

Irgendwann konnte Lilli nicht mehr laufen und wollte nur noch liegen, so stark war der Wehenschmerz. Bea bot ihr verschiedene Möglichkeiten an, die sie ausprobieren sollte. Doch Lilli war gefangen in ihrem Schmerz. Sie erkannte sich wieder in ihrem Kummer und der Angst, die sie vor fast drei Jahren gefangen gehalten hatte, als sie alleine in den Wehen gelegen hatte. Alleine in dem winzigen Zimmer, in das man sie mit ihrem Bett geschoben hatte, um ihr Kind dort tot zu gebären.

Lilli traute sich nicht, Frank und Bea von ihrer Erinnerung und ihrem Schmerz zu erzählen, zu tief und zu beschämend empfand sie ihn. Frank konnte nicht mehr zu ihr durchdringen. Er versuchte, sie zu halten, ihr seine Hand zu reichen, doch bei Lilli kam nicht wirklich etwas an. Vor ihren Augen verschwamm alles, die Bilder mischten sich. Die unterschiedlichen Krankenzimmer wurden zu einem gro-ßen, das sich um die eigene Achse drehte.

Um den Entbindungsstuhl reihten sich ein in Nebel umhüllter Dr. Feldmann neben Bea und Frank ein. Sie gaben Lilli die Hand und lächelten sie an. Bea versuchte, Lilli anzusprechen und sie zu beruhigen.

„Lilli, wir versuchen es mit einer PDA, einverstanden? Ich rufe einen Anästhesisten. Das Legen der Rückenmarksinfusion geht schnell und es wird dir danach besser gehen, weil du weniger Schmerzen hast."

Durch den Nebel der Worte hörte Lilli, wie Bea, ein Arzt und Frank etwas besprachen. Sie sollte sich hinsetzen. Frank half ihr, sich auf-zurichten.

„Gut, dass Frank da ist", dachte Lilli, als sie den Einstich an ihrem Rücken spürte.

Frank hielt unterdessen Lillis Hände in seinen und sprach leise: „Schatz, halte durch, du schaffst das! Bald haben wir unsere Toch-ter!" Er blickte Lilli tief in die Augen. Lilli spürte die ehrliche Wärme in seinen Worten und konnte durch seine Augen bis in sein Herz blicken.

Wenig später ließ der Schmerz langsam nach, und Lilli kam wieder zu sich. Die Gespenster, die sie eben noch heimgesucht hatten, wa-ren fast verschwunden. Sie konnte durchatmen und sich beruhigen. Das Baby war mittlerweile in den Geburtskanal gerutscht, der Mut-termund verstrichen, und die Geburt würde jetzt nicht mehr lange auf sich warten lassen.

Nach fast neun Stunden wurde Lillis und Franks Tochter gesund ge-boren. Frank schnitt mit zitternder Hand die Nabelschnur durch. Die Kleine wog stolze 4.030 Gramm, hatte eine Länge von 54 Zentimetern und einen Kopfumfang von 36 Zentimetern. Ihr Köpfchen war bedeckt von dichten, schwarzen Haaren.

Lillis Baby schrie sehr laut und machte gleich seinen Unmut darüber deutlich, dass etwas nicht passte. Die Kleine hatte ganz offenbar von Geburt an eine stark ausgeprägte Persönlichkeit.

Lilli war überwältigt von ihren Gefühlen, als Hebamme Bea ihr das Shirt hochschob und die Kleine auf ihre Brust legte. Lilli lachte und weinte gleichzeitig. Die Wärme, die sie in sich getragen hatte, lag nun auf ihr. Es war ein erhebendes Gefühl.

Der Geruch des Babys, die kleinen Finger, die Lillis Zeigefinger umklammerten, die Haare, die Lilli in der Nase kitzelten – all das gab Lilli die Zuversicht des Lebens zurück, die sie fast verloren geglaubt hatte. Ihre Gedanken flogen in den Himmel und verweilten kurze Zeit dort, bis gesprochene Worte sie auf den Boden holten.

„Ich muss die Kleine nur kurz untersuchen, Sie bekommen sie gleich wieder", sagte die Ärztin und unterbrach den Zauber.

„Wie heißt eure Tochter?", wollte Bea wissen.

„Charlotte!", sagten Lilli und Frank gleichzeitig.

Zweieinhalb Jahre später wurde Charlottes Schwester Emma an einem 31. März geboren. Mit ihrem Bruder Julian und ihrer Oma, die nur kurz nach Emmas Geburt starb, verbindet die Familie mit diesem Datum Trauer und Freude in einem.

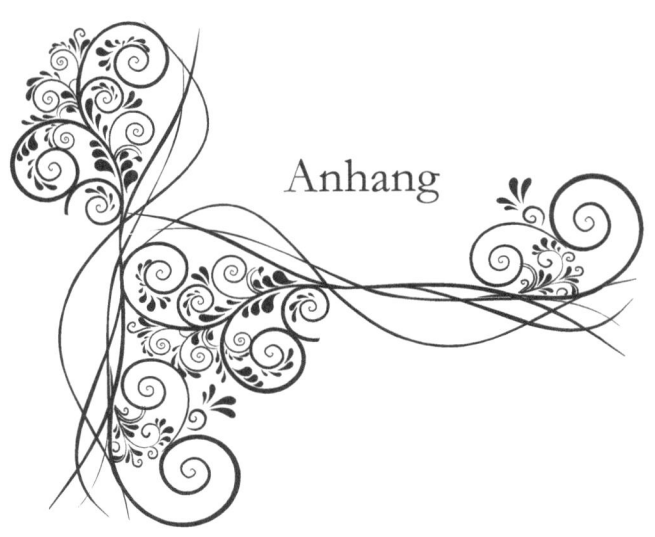

Anhang

Selbsthilfegruppen im Internet

„Die Schmetterlingskinder"
Hilfe bei Fehlgeburt, Totgeburt und med. indiziertem Abbruch;
ein Projekt von Frauenworte.de
www.schmetterlingskinder.de

„Initiative Schmetterling Mosbach e.V."
Ansprechpartnerinnen
Claudia Ernst und Patricia Spitzer
Waldstraße 63
74821 Mosbach
www.schmetterlingskinder-mosbach.de

Initiative REGENBOGEN
„Glücklose Schwangerschaft" e.V.
Hauptgeschäftsstelle
Westring 100
D-33378 Rheda-Wiedenbrück
www.initiative-regenbogen.de

Sternenkinderambulanz e.V.
Hainstraße 15
42190 Wuppertal
www.sternenkinder-ambulanz.de

Pater Klaus Schäfer
Huttenstr. 49
76646 Bruchsal
www.kindergrab.de

Land der Sternenkinder
Privat betriebene Seite von
Ralf Korrek
Bruno-Beye-Ring 43
39130 Magdeburg
www.land-der-sternenkinder.de

Literaturvorschläge

Begleiter für Erwachsene

Hannah Lothrop: Gute Hoffnung, jähes Ende
Fehlgeburt, Totgeburt und Verlust in der frühen Lebenszeit.
Begleitung und neue Hoffnung für Eltern
Kösel

Anja Sommer, Maureen Grimm: Still geboren
Wie mit dem frühen Kindstod umgehen? Ein Begleitbuch für Eltern,
Freunde und Hebammen von totgeborenen Kindern
Panama

Ute Horn: Leise wie ein Schmetterling
Abschied vom fehlgeborenen Kind
Scm Hänsel

Birgit Zebothsen, Prof. Dr.med. Volker Ragosch: Sternenkinder
Wenn eine Schwangerschaft zu früh endet
Südwest Verlag

Jo-Jacqueline Eckhardt: Geliebtes Sternenkind
Ein Erinnerungsalbum
Gütersloher Verlagshaus

Heike Wolter: Mein Sternenkind
Begleitbuch für Eltern, Angehörige und Fachpersonal nach Fehlgeburt, stiller Geburt oder Neugeborenentod
edition riedenburg

Heike Wolter: Meine Folgeschwangerschaft
Begleitbuch für Schwangere, ihre Partner und Fachpersonen nach
Fehlgeburt, stiller Geburt oder Neugeborenentod
edition riedenburg

Vera Rösch: Verbunden für immer
Das Erinnerungsbuch für Eltern, die um ihr Baby trauern
Schwabenverlag

Bianca Haß: In Mama wuchs ein Stern
Ein Märchen für Kinder, die ein (zukünftiges) Geschwisterchen
verloren haben.
Eigenverlag

**Anja Reif: Fehlgeburt – und dann ... Wieder nicht mehr guter
Hoffnung**
Ein Erfahrungsbericht über Fehlgeburten u. Folgeschwangerschaft
Books On Demand

Franz Hübner: Abschied nehmen
Bilder und Worte des Trostes
Wunderland-Verlag

Roland Kachler: Meine Trauer wird dich finden
Ein neuer Ansatz in der Trauerarbeit
Kreutz Verlag

Roland Kachler
Damit aus meiner Trauer Liebe wird
Neue Wege in der Trauerarbeit
Kreutz Verlag

Kinderbücher / Bilderbücher

Heike Wolter, Regina Masaracchia: Lilly ist ein Sternenkind
Das Kinderbuch zum Thema verwaiste Geschwister
edition riedenburg

Susan Varley: Leb wohl, lieber Dachs
Von Trauer und Erinnerung
Annette Betz

Anja Kieffer: Opas Reise zu den Sternen
Ein Kinderbuch zu Tod und Trauer
Gütersloher Verlagshaus

Heike Saalfrank, Eva Goede: Abschied von der kleinen Raupe
Geschichte um Miteinander und Trennung, um Freude und Trauer
Echter

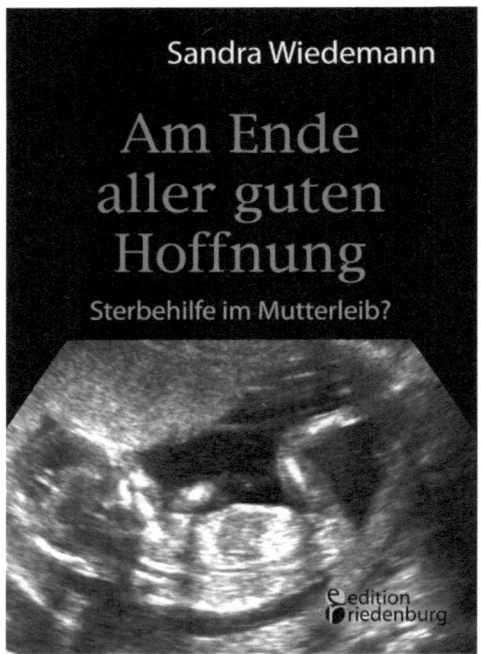

Sandra Wiedemann

Am Ende aller guten Hoffnung

Sterbehilfe im Mutterleib?

edition riedenburg

Die vierunddreißigjährige Sandra ist überzeugte Optimistin mit schier unerschütterlichem Vertrauen ins Leben. Den vermeintlich „guten Draht nach oben" will sie sich zunutze machen und bittet um die Erfüllung ihres Herzenswunsches: Nach dem putzmunteren Sohn soll eine kerngesunde Tochter das Familienglück krönen.

Das Universum „liefert" zwar unverzüglich – allerdings mit einem furchtbaren Fehler, wie sich in der 25. Schwangerschaftswoche herausstellt. Die brutale Prophezeiung der Ärzte, das vollkommen gesund geglaubte Kind sei nicht lebensfähig, bringt die heile Welt der werdenden Mutter zum Einsturz. Gleichzeitig wird eine schier unmenschliche Entscheidung von der Schwangeren gefordert: untätig abwarten, bis das Schlimmste eintritt – oder dem Schicksal vorgreifen und ihr ungeborenes Baby erlösen.

„Am Ende aller guten Hoffnung" ist der ehrliche Erfahrungsbericht einer jungen Mutter zum Thema Schwangerschaftsabbruch.

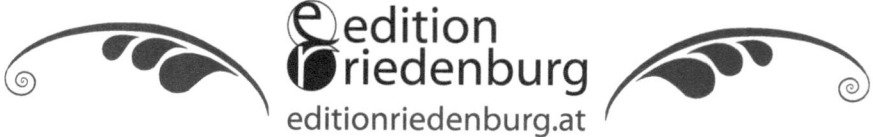

editionriedenburg.at

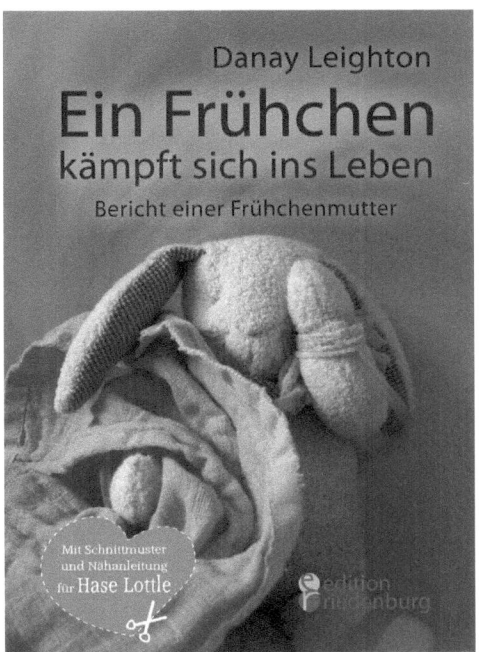

Eine junge Mutter steht vor der schwersten Entscheidung ihres Lebens: Sie muss dem Stationsarzt sagen, ob die lebenserhaltenden Maschinen ihres zu früh geborenen Sohnes abgeschaltet werden sollen oder nicht.

Was, wenn das Baby möglicherweise schwerstbehindert überlebt, nur weil alles medizinisch Machbare versucht wurde? Danay plagen unzählige Ängste und Sorgen. Linus liegt im Brutkasten zwar direkt neben ihr, dennoch ist er entsetzlich weit weg. Das kleine Menschenkind braucht jetzt nicht nur ganz dringend Muttermilch, um zu wachsen, sondern auch körperliche Nähe. Sehnsuchtsvoll erwarten Mama und Baby das „Känguruhen". Doch dann passiert ausgerechnet beim gemeinsamen Kuscheln etwas Schreckliches.

Die Rückschläge scheinen nicht aufzuhören, aber Danay bleibt trotz allem hoffnungsvoll. Ihr Buch ist für alle, die auf einer Frühgeborenenstation zwischen Hoffen und Bangen dringend guten Zuspruch benötigen.

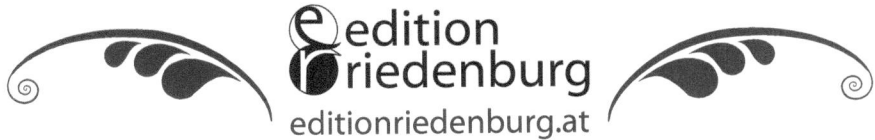

editionriedenburg.at

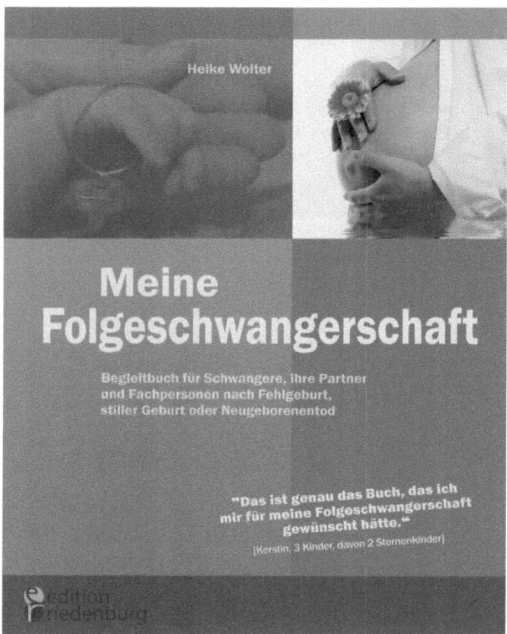

Nach einer Fehlgeburt, stillen Geburt oder dem Tod eines Neugeborenen ist keine Schwangerschaft mehr so unbeschwert wie zuvor.

Aus diesem Grund gibt es ein Begleitbuch für Eltern, die bereits ein Kind oder mehrere Kinder verloren haben. Im Fokus stehen die gemischten Gefühle und besonderen Herausforderungen der bewegenden Monate vor, während und nach einer Folgeschwangerschaft. Mütter und Väter, aber auch Fachpersonen erhalten so hilfreiche Unterstützung für den gemeinsamen Weg zurück in den Strom des Lebens.

„Ich habe mich wahnsinnig gefreut, als ich von der Schwangerschaft erfuhr. Nur die Angst spielte sofort mit." [Kathrin, 38 Jahre, 3 Kinder, davon 1 Sternenkind]

„Ich fühle mich mit dem Schicksal versöhnt." [Ute, 39 Jahre, 2 Kinder, davon 1 Sternenkind]

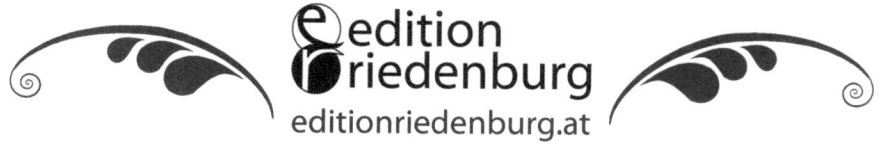

editionriedenburg.at